中医入门系列

逐层讲透中药

——揭示中药用法不传之秘

姬领会◎编著

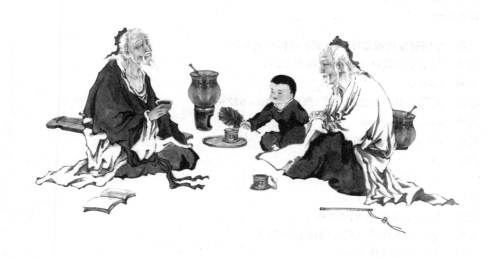

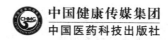

中国健康传媒集团

中国医药科技出版社

内容提要

医药分家，是中医的现状，中医师只管开方，中药师只管药物。为了让更多的人能更好地运用中药，作者编写了此书。本书分上下两篇：上篇探寻中药功效来源之秘，从中药的阴阳属性、五气、五味、物质构成等方面揭示了中药的功效。下篇揭示中药临床应用之律，包括单味药应用之律，药物配伍应用之律，处方用药之律，处方的谋略等内容。语言生动、平实，重点鲜明。本书适合中医临床医师及中医爱好者参阅。

图书在版编目（CIP）数据

逐层讲透中药：揭示中药用法不传之秘/姬领会编著 . —北京：中国医药科技出版社，2016. 1（2024.8重印）

（中医入门系列）

ISBN 978 − 7 − 5067 − 7836 − 7

Ⅰ. ①逐…　Ⅱ. ①姬…　Ⅲ. ①中药学　Ⅳ. ①R28

中国版本图书馆 CIP 数据核字（2015）第 236972 号

美术编辑　陈君杞
版式设计　郭小平

出版　**中国健康传媒集团**｜中国医药科技出版社
地址　北京市海淀区文慧园北路甲 22 号
邮编　100082
电话　发行：010 − 62227427　邮购：010 − 62236938
网址　www. cmstp. com
规格　710 × 1000mm ¹⁄₁₆
印张　13
字数　185 千字
版次　2016 年 1 月第 1 版
印次　2024 年 8 月第 8 次印刷
印刷　大厂回族自治县彩虹印刷有限公司
经销　全国各地新华书店
书号　ISBN 978 − 7 − 5067 − 7836 − 7
定价　**32. 00 元**

曹 序
CAOXU

中医使用中药治病，延续了几千年，经常有令人叹为观止的神奇疗效，其中的道理很深奥，令人神往，也令人困惑。很多科学家使用化学分析的方法研究了一百多年，但是，可以不客气地说，至今仍不知其所以然。

本来只是一棵草，神农尝过成了宝。

说起中药的起源，历代的药学家没有哪一个学者敢于绕过"神农尝百草"，历代的本草学著作无论有多少卷，都是从神农说起，从抄录《神农本草经》的有关文字开篇，被西方誉为药物百科全书的《本草纲目》也是这样的体例。本书却不是这样，它是从阴阳开始说，很多内容都出于心悟，处处显露着别具匠心的智慧。当然，这些内容都是有根据的论述，而不是随心所欲的瞎忽悠。从继承中医药传统的角度说，这本书离不开前人的经验，也必然要吸收古人的智慧，创新是相对的一部分。

读姬领会的书，常有耳目一新的感觉，而且字里行间充溢着原创的个人观点，通俗易懂，深入人心，我想这也是他的书深受大众喜爱的一个原因。

本书不是"正规"的教科书，不是满汉全席式的大餐，而是很好的"课外"读物，是茶余饭后供人反复品味的小食品。随着阅读的展开，意外的收获能让多年临床的中医师感到惊奇，有些内容是教科书里所不曾涉及的，也是某些老中医不愿意透露出来的"家传经验""袖里春秋"。比如，中医有一句古语"不传之秘在用量"，姬领会把中药用量的有关因素分析得很透彻，结合自己和他人的临床经验侃侃而谈，如数家珍，如教处

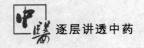

子，和盘托出，无私奉献。

著此书，述此事，心里没有大爱是做不到的。

由于个人的临证经验和读书的范围有限，我未能用遍书中的药物，目前也未能细读全文，但是这部著作给我的初步印象，可以用震撼来形容。

我想，只有临床一线的中医才能写出这样的书来，也只有临床一线的医生才能欣赏这样的著作。

书为有缘人写，书被有缘人读。

这是人生的一大乐趣，其中的甘苦，只有身在其中的人才能够体会。作为同道师友，作为先睹为快的我，很乐意向您推荐这本著作。

河北省中医药科学院
曹东义
2015 年 2 月 10 日
序于石家庄求石得玉书屋

　　这本书写完了，定稿了，但我的心却没有就此打住，还在想着一些问题。

　　医药分家，是中医的现状，中医师只管开方，中药师只管药物，按理来说，各司其职，挺好，当然，这是在"各谋其事"且"谋到位"的前提下说的。然而事实是什么样子的，大家有目共睹，且不说别的，单就说药材批发市场上的劣质药都跑到什么地方去了？销毁了？不可能，最终，很多都跑到患者的胃里了。先不说患者的结果情况，只说中医大夫的结果：过来一个病人，自己辨证很准确，用药也很精确，但是，就是不见效？这时就会出现两种心态，一种是认为中医不好，根本就不能治病，另一种是认为自己的学艺不精，久之，就对自己产生怀疑态度，要么乱抓乱学，要么干脆放弃不学。不管哪一种情况，对中医的发展来说，都是致命的。

　　其实，只要掌握了一点，这些情况是完全可以避免的，这点就是：认识中药。想想看，进来的每一批青霉素都要先做皮试才能用，而中药呢？更多的中医师都不认识，何来质量检查？比如前面一个病人用了黄芪30克，效果很好，经验使然，后面的病人依然应用30克，效果却不明显，同样的病，何以效果不同？质量不一样的缘故，或者，产地不一样，功能就发生了某些"变异"，这个和"橘生于淮南则为橘，生于淮北则为枳"的道理一样，安国本地产的黄芪和内蒙的黄芪根本就没法比！同样的量，疗效肯定不一样。

　　中医之理，就是生活之理。生活当中，好厨师都是亲自选食材，而我们的中医，不懂中药的人太多了，这就如选兵打仗，军长外出迎敌，带着不是很熟悉的战士，心里没底，何谈胜算？

不了解士兵的官不是好官，不了解中药功效的中医大夫（用中药治病的大夫），也不能算好大夫。故劝学医者多多识药！

知其然，还需知其所以然。现在的很多中医学子，中药功效记得滚瓜烂熟，可到了临床应用的时候，却不知道如何选药，这不能不让人感到痛心。如何解决这个问题，很简单，只要知道了中药功效的来源，就可以避免以前用药套病的弊端，采用因病选药的模式，自然就能轻松地运用中药了。

理明达事，故劝中医人多多穷理！

记得以前很多农村都写有这样的标语：要想富，先修路。这个和生活当中的赚钱一样：踩对了路子，赚钱很容易；踩不对路子，难。学习中医，也要"路子对头"，路子就是好的方法，没有好的方法，不知道该怎么学，结果就如更多的中医学子面对病人时不知所措一样。学习中药，方法也很简单：知道了中药功效是怎么来的以后，就能明白中药的治病原理；知道了单味药的应用法则之后，就能更好地展现"简便廉验"这个特点；知道了药物配伍规律之后，就能很好地明白"不怕神一样的对手，就怕猪一样的队友"的含义了；知道了实用的处方格式，就能很快地开方用药，且能"很快见效"；知道了前人的用药谋略，踩着梯子上楼，自然事半功倍。

砍柴不照纹，累死劈柴人。故劝学中药者幸务讲法。

为了让更多的人能更好地运用中药，愚写斯书。

当饭店里面的饭菜犹如给自己做的一样用心的时候，就会顾客盈门。这本书，说真的，是给自己写的，这也是书中加有较多药理作用内容的原因。现回过头来看，虽没有"呕心沥血"，但也全身心地投入，由于水平的原因，几易书稿，此时，才真正体会到了我的恩师曹东义先生说的"要惩罚一个人，就让他去写书"的那种感觉，虽然很累，但，快乐着。

关于写书，很是要感谢曹东义老师，在老师的指导下，我学会了对书的全局把握，也正是因为此，对于临床上病的把握，也让我有了"病因、病性、病态、病位、表象、病势"的全局认识。通过写作，才让我有了"少年轻狂"后的沉静，也才有了"学到知耻"的感觉；通过写作，才让我感悟到中医的博大精深，也才有了对人生的感悟；通过写作，才让我有了中医人的历史使命，也才有了"让杏林更绿"的行动。

关于写书，还要感谢中国医药科技出版社的范志霞主任，在范主任的帮助下，我学会了对知识的梳理，也明白了"书要接地气"的原因（一花独放不是春，百花齐放春满园，中医，必须要让更多老百姓来了解认识，这样才能发展），也知道了"写作其实是学习的更好途径"的道理。

在这本书的写作过程中，王红霞女士提出了很多宝贵意见，在此一并感谢！

需说明一点的是：书中药物的真实气、味，植物类药材药用部位、采收时间等资料，部分来自《中药大辞典》，部分来自张钦德主编的《中药鉴定学》。

姬领会于绿芸堂中医门诊

2015 年 8 月 6 日

目 录
CONTENTS

上篇　探寻中药功效来源之秘

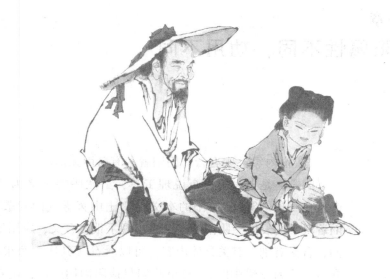

上篇
探寻中药功效来源之秘

知其然，只能简单地用；知其所以然，才能触类旁通、举一反三地用。

第一章
阴阳属性不同，功用不同

《黄帝内经》中有云：阴阳者，有名而无形。

阴阳，是中医的一个说理工具，虽然阴的本义为"土山旁正在团聚的雾气"，阳的本义是"土山旁雾气的发散"，但随着汉字的发展，阴阳两个字也出现了很多含义，应用地方不同，含义有别。有关具体内容，可以看看《其实中医很简单》和《三个月学懂中医》。这里我们只谈阴阳用药法，也就是根据药物的阴阳属性来治病的一种方法。

第一节　植物类药材药用部位的
阴阳属性

一、下为阴，上为阳

对植物类药材而言，以地面为分界点，药用部位为地下部分的，如根等，就属于阴；药用部位为地上部分的，如茎、枝、花、叶、果实、种子等，就属于阳。根茎部位，基本与地平齐，其属于半阴半阳。

对人身的上下而言，腿脚部位属阴，腰腹以上属阳，腰腹部位则属半阴半阳。

运用象思维，以阴达阴，以阳达阳：药用部位属阴的药材能到达人体属阴部位，药用部位属阳的药材能到达人体属阳部位。所以，根类药材如独活、牛膝等就能到达人体腿脚部位，也可以说，根类药材就是腿脚部位的引导药；叶类、果实种子类等药材如大青叶、苍耳子、牛蒡子、连翘、蔓荆子、决明子等就能到达人体头面部位，也可以说，这些药材就是人体头面部位的引导药；根茎类药材如白术、山药等就能到达人体腰腹部位，也可以说，根茎类药材就是腰腹部位的引导药。

二、内为阴，外为阳

对植物类药材而言，药用部位为去皮的茎类、茎髓类等就属阴，药用部位为皮类等就属阳。

对人而言，体内属阴，体表属阳。

以阴达阴，以阳达阳：药用部位为去皮的茎、茎髓类药材如泽泻、通草等到达人体内，也可以说，这类药材就是体内的引导药；皮类药材如桑白皮等能到达人体体表，也可以说，皮类药材就是体表的引导药。

不管上下也罢、表里也罢，都是针对人体部位而言的，而植物类药材药用部位的阴阳属性也是针对部位而言的，故而，药用部位属阴的药材，不但能到达人体的下部，而且还能到达人体的内部；药用部位属阳的药材，不但能到达人体的上部，而且还能到达人体的体表。也可以说，药用部位属阴的药材，就是人体下部、内部的引导药；药用部位属阳的药材，就是人体上部、体表的引导药。

对人体的部位而言，后背属阳，前胸属阴，故而，药材药用部位属阳的，也能达到人体的后背部位；药材药用属阴的，也能达到前胸部位。也就是说当后背部位出现病态后，可以用药用部位属阳的药材做引导以达病位；前胸部位出现病态后，可以用药用部位属阴的药材做引导以达病位。

当然，这里不谈提壶揭盖、釜底抽薪等不达病位的另类治法。

临床上应用这个以阴达阴、以阳达阳的部位引导药时需注意以下几点：

（1）由于阴中有阳，阳中有阴，定位的标准不同，则确定的阴阳属性不同。比如腿上的皮肤出现了问题，此时的定位，从"上下"来谈，属阴病；从"内外"来谈，则属阳病。这是我们在用内服引导药的时候，既要照顾到下，又要照顾到外。可以选用根类药材中质地较轻之品，也可以选用根类药材中味辛之品，也可以选用大剂量的花叶果实等类药材（味道的阴阳、剂量的阴阳，将在后面谈述）。

（2）虽然对于外伤而言，更多的是进行骨、脉、筋、肉、皮、发、甲、齿的定位，但因其都可以用上下表里来区分病位的阴阳，故而，这些病变就

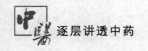

可以效仿上文而用引导药。

（3）部位引导药的谈述，虽然适用于大部分药物，但是，它不是绝对的。每种药物就如每个人一样，功能很多，因其受到质地、剂量、物质构成等的不同，故而所达部位也不同。上面谈的"同声相应"法只是告诉我们有这么一个对应用药方式，临床上绝不能狭隘地只认死理。比如决明子，药材为种子，位于植物的上部，属阳，但是因其质地沉重，故而，决明子也能到达人体属阴的下面而治病，如润肠通便等。再比如玉屏风散，由黄芪、防风和白术组成，它们都是根类药材，都可以到达人体属阴的里面而治病，但当用量很轻的时候，就可以到达人体属阳的体表部位来治病（关于质地和用量对药物阴阳属性的影响，我会在后面详谈的）。还有我们常用的番泻叶，药用部位为叶，属阳，本可以治疗人体属阳的上面、体表的病证，但由于物质构成的影响，番泻叶却更多地用来通肠导滞。

（4）我们在选用引导药时，最好能选用既平病性又能修复病态的引导药，如对于体内肠滞有热病证，我们就可以选用大黄来治疗，一是大黄药性之寒能消除病性之热，二是大黄有泻下导滞之功，可以消除肠滞以修复病态，三是大黄为根类药材，可以到达人体属阴的下部、内部，一举三得，物尽其用，甚好。

（5）对于人体内部而言，血和津液属阴，气属阳，故而，植物类药材药用部位属阴的药物也能到达血和津液之中，可以说，是血和津液病证的引导药；植物类药材药用部位属阳的药物也能到达气之中，可以说，是气病证的引导药。

（6）对于人体上下表里等部位同病的，则根据轻重缓急原则来用药，如果某个部位病证为急的，我们就可以先用能到这个部位的引导药来治疗，当然，也可以用此引导药配伍其他的平病性、修复病态的药一起用；如果所有部位病证都急或者都不急的，那么，我们就可以同时选用能达部位的引导药来治疗，就如把有虫的小麦倒入水中，被虫咬的小麦浮在水面上，好的小麦沉于水底一样，各自到达能到达该到达的部位。

（7）能达部位的引导药有很多种，这里谈的"同声相应"法只是其中的一种。

第二节　药物应用量的阴阳属性

一、用量大者属阴，用量小者属阳

生活当中，你把一根木头扔到水里，相比较而言，重量大的下沉，重量小的上浮。从楼上扔棉花，扔一小撮时，棉花会浮起来；扔一捆时，棉花会迅速下沉。

由于沉属阴，浮属阳，故而，量大属阴，量小属阳。

在《朱良春用药经验集》上也谈到"朱老认为，柴胡的能升能降作用，并不在东垣所说的生用、制用、用根、用梢上（何况现在药房已无根梢之分），唯在其用量之大小上。用于升提，一般用量 3～10 克；用于下降，一般用量为 20～30 克，以上均指汤剂用量"，由于升属阳，降属阴，故而，量小属阳，量大属阴。

以阳达阳，以阴达阴。药物服用量小的时候，能达到人体属阳的部位；药物服用量大的时候，能到达人体属阴的部位。

这里的大量和小量，都是针对正常药房中的中药饮片，患者一次的服用量和短时间内服用的总量（比如一天的总量，常规是 30 克，虽然患者一次的服用量为 10 克，但一天却服用了 8 次，这就属于大量用药了）而言的。

大炮打蚊子，量大伤人；杯水车薪，量小又不起作用。所以，临床用量，必须要合适。这个"合适"，是根据中药的常用量、人体的接受程度、疾病的需要来判断的。一般来说，在中药学教材上常用量的范围内用药，人体能接受且对病情有较好的疗效的用量，就叫合适。在某种特殊情况下，虽然超出了中药学教材的常用量范围，不过，人体能接受、疗效很不错且又没有出现并发症及留有后遗症的用量，也叫"合适"。

我们这里谈的量大量小的阴阳属性，是在"合适"的前提下谈的，不合适的用药，虽然量的大小也有这个阴阳属性，但其属于乱用药，这些，都不属于我们谈的范畴。比如一个人有点轻微的积食，而你的手头又没有其他的药物，只有大黄，这时，由于病位在胃脘中焦，故而，少用之后，积食得降，而大便又没有受到影响，这就叫合适；如果此时大剂量用药，一次 30 克，煎法是后下，服法是顿服，这时，会出现两种情况，一种是积食虽得消，但大便次数增多，即使肠内已经拉空了，但由于大黄的作用还在，故而，还在不停地往卫生间跑；另一种情况就是大量应用之后，大黄直接在肠道发挥作用，这样，下面肠道中泻得不成，而中间胃脘部的积食却依然如故，甚至更厉害，为什么？因为大泻之后，伤津液的同时也伤气，气虚之后，胃的蠕动功能减弱，饮食物更是下降缓慢，这时继续进食，则必然堵得更多，积食情况自然就会更加严重。

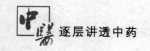

二、量大量小的区分

临床上，怎样区分"量大""量小"呢？

1. 常用量中的大量与小量

每一味药物，都有其常用量，在"常用量"之中，上限应用为大量，下限应用为小量。比如一味药的常用量为3～9克，这时，应用3克，为小量；应用9克，为大量。

比常用量小的，是更小量；比常用量大的，是更大量。比如一味药的常用量是6～15克，如果应用3克，则是更小量；应用30克，则是更大量。

当然，这是针对同一服用方法而言的，水煎服用量和散剂服用量，不在同一层面上，没有可比性。

2. 根据病情需要决定用量大小

当病很重的时候，使用常用量的上限或者适当超出一部分，也不算大量；当疾病很轻的时候，使用常用量的下限或者比下限还低一点儿，也不算小量。

3. 根据药物新鲜度决定用量大小

前面我们说的常用量，是对"成品"药而言的，如果是新鲜的药，则应适当地增大剂量，这时，可以视新鲜的程度来用药。比如2千克新鲜药可以做成1千克"成品"药，那么，常用量的"限度"也要增加1倍；比如成品药的常用量是3～9克，那么，这个新鲜药的常用量就应是6～18克，然后，根据上面的第一条来判断用量的大小。

4. 根据患者的个体差异确定用量大小

体格强壮的，适当地用量大点儿，也不算大量；体格弱的，适当地用量小点儿，也不算小量。成年人，用量稍大点儿，也不算大量；小孩和老人，用量小点儿，也不算小量。

有人不能喝中药，属老百姓讲的"胃很浅"，喝一点就吐，这时，我们应用的"小量"，也许对患者来说就是"大量"。

5. 因地域的不同而确定用量大小

量大量小，是对同一地域的人而言的，不同地域的人，没有可比性。比如麻黄，有人在治疗风湿痹证的时候，用量就高达50克，甚至更多，如果不考虑地域情况，只是简单地拿来就用，更多时候的结果，会很麻烦。

比较而言，南方温热，北方寒凉。南方的清热药用量稍微大点儿，不算大量，北方的温里药用量稍微大点儿，也不算大量；南方的温里药在使用范围内的小量应用，也不算小量，北方的清热药在使用范围内的小量，也不算小量。当然，这是针对普遍病证而言的，由于有是证用是药，故而，对个别需要用清热药或温里药治疗的病证而言，用量大小的判定则需根据前面的几点来谈。

三、用量大小的阴阳属性应用

现在，我们知道了药量大小的阴阳属性，那么，知道这个有什么用？

根据"同声相应"原则：

1. 以阴达阴

量大的药物能到达人体属阴的部位。比如牛蒡子，药用部位属阳，能到达人体属阳的头面部而发挥作用，但是，量大之后，却能下沉，到达人体的腰腹部位，来治疗湿热的腰疼，效果很好。

比如用黄芪来治疗脱肛的时候，剂量就要大，这是由于病位在下焦的缘故。所以，清代名医王清任在《医林改错》中就用了"四两"，相当于现在的130克还多。

2. 以阳达阳

量小的药物能到达人体属阳的部位，比如白芷，药用部位为根，属阴，本能治疗人体属阴部位的病证，但是小量应用之后，能上浮而到达人体属阳的头面部，治疗鼻塞头疼之证等。

比如用黄芪来治疗体虚风寒感冒的时候，由于病位在表，故而，要小量用药，且"散者散之"，玉屏风散中的黄芪一次服用量为1.2 ~ 2.4克不等（折合成现在的用量）。

第三节　药物质地的阴阳属性

一、质地沉重者属阴，质地轻清者属阳

把重量相同（1千克）的铁和棉花扔到水里，质地沉重的铁下沉，质地轻清的棉花上浮。下沉属阴，上浮属阳，故而，质地沉重者属阴，质地轻清者属阳。

同气相求，质地沉重的药物如磁石等就能到达人体属阴的部位；质地清轻的药物如麻黄等就能到达人体属阳的部位。

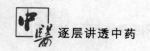

同声相应，沉重者下降，质地沉重的药物具有沉降之功；比如代赭石就具有降气之功，可以治疗头面部有火的病证（气有余便是火，降气之后，头面部气的含量减少，从而使火得以缓解或者消失）；清轻者升浮，质地清轻的药物具有升浮之功，比如黄芪就有升提之功，可以治疗人体脏器下垂的病证等。

二、质地阴阳属性的临床应用

1. 可作为病证部位的引导药

质地沉重的，能到达人体属阴部位。比如木瓜，质地沉重，就能到达人体腿脚部位；磁石，质地沉重，就能到达人体内部；生地，质地沉重，就能到达人体血中；麦冬，质地沉重，就能到达人体津液中等等。

质地轻清的，能到达人体属阳部位。比如葛根，质地较轻，就能到达人体颈部；防风，质地轻清，就能到达人体头面和体表部位等等。

看到这里，也许有人会说：对同一个部位病证来说，可以利用药用部位的阴阳属性来做引导，也可以用用量大小的阴阳属性来做引导，也可以用质地的阴阳属性来做引导，那么，我们临床上具体怎么用呢？

生活当中，一些人要去旅游，张三李四王二麻子都可以当导游，这时的我们，可以任选其一做导游，也可以三个都要，边旅游边听讲解，挺好的吧。

韩信用兵多多益善。取象比类，药物要达病所，可以多选几个引导药。比如我们要治疗头面部的病证，就可以选用药用部位属阳的药物、量小的、质地轻的，这样，基本能保证到达人体头面部的药量足；如果只选一种，比如单用"药用部位属阳的药物"来做向导，桂枝药用部位为枝，属于地上部位，根据部位来分阴阳的话，桂枝属阳，如果单一应用桂枝来引导，则有可能大量应用之后跑到腹部而去治疗奔豚病了，头面部位的病证就干瞪眼没办法了；比如单以"量小"来做引导，麻黄小量应用，也许把其他的药都引到体表去了；比如单以"质地轻的药物"来做引导，番泻叶虽然质地较轻，但不管如何用，还是跑到下面发挥泻下作用了。所以，同时应用，更能确保成功。

2. 能调节体内气的升降浮沉运动

人体中气是以升降浮沉的运动形式而存在的，我们能纠正这种运动形式的唯一办法就是利用药物的质地（这里不谈人为的中药炮制）。

看到这里，也许有人会说药物升降浮沉的运动也与气味有关吧，因为气味属阳为动啊。

确实，气味属阳为动，但是，对同一种药物而言，其气味不只是向同一个方向跑吧。这个就如一道菜的香味一样，四周都能闻到，除非是把一边或者几边给挡住。所以，我们不能用同一种药的气味来改变体内气的升降浮沉运动形式；对不同的药物而言，也许具有不同的气味，比如我们常说的焦气、臊气、腥气、香气、腐气等，这些气，哪些主沉，哪些主升？说不清楚，所以，我们不能主宰不同的气味对体内气的升降浮沉运动形式的改变。

也许又有人说味道之中，辛散、甘缓、淡渗、酸收、苦坚（燥）、咸软，也具有一定的运动性，我们能用这个来改变气的升降浮沉运动形式吗？

不行。拿辛味来说，辛味发散，就如手榴弹的爆炸，不能说只向上爆炸，而不向下爆炸。这里，不能用定向爆破来反驳，因为爆破的局部，也是向四周发散，不过是把不需要发散的地方给"挡"起来而已。所以，味道的作用对体内气的升降浮沉运动，我们主宰不了。

故而，我们要让气往下行，那么就选择质地沉重的药物，因为其具有沉降之功；如果要让气往上走，那么就选择质地轻清的药物，因为具有升浮之能。

比如石决明，质地沉重，所以，有降气的作用；升麻，质地轻清，所以，有升浮的作用。

第四节　药物采收时间的阴阳属性

采收时间不同，药物的有效成分含量就不一样。对同一种药物而言，当季是药，过季是草。拿我们吃的菜来说，冬季的菠菜就比夏季菠菜的营养物质含量多 8 倍，七月份采收的黄瓜、西红柿其维生素 C 含量是一月份采收的 2 倍。对于中药，就更是不一样了：人参皂苷以 8 月份含量最高；麻黄碱秋季含量最高。止咳平喘药照山白，3 月份有效成分总黄酮可达 2.75%，而有毒成分椆木毒素为 0.03%；到了 8 月份总黄酮下降到 1.72%，而椆木毒素则上升到 0.60%。

所以，《新修本草》中就明确谈到"乖于采摘，乃物是而实非"。

每一种药，都有相对固定的采收时间，采收时间不同，其季节之性也就不一样。

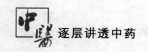

对药物而言，春夏属阳，秋冬属阴。春夏采收的药物，属阳；秋冬采收的药物，属阴。

对人体而言，属阴时候出现的病证，属于阴病；属阳时候出现的病证，属于阳病。

比如晚上属阴，白天属阳；秋冬属阴，春夏属阳。晚上或秋冬发作的疾病叫做阴病；白天或春夏发作的疾病，叫做阳病。

有些病，一天到晚都发作，不过晚上加重的，为阴阳同病阴病甚；白天加重的，为阴阳同病阳病甚。

有些病，一年四季都发作，不过，冬天加重的，为阴阳同病阴病甚；夏天加重的，为阴阳同病阳病甚。

学知识就是为了用，我们了解了药物采收时间的阴阳属性与人体发病时间的阴阳属性之后：

（1）对于时间病的虚证，用"同气相求"的办法来以阴补阴或以阳补阳。

晚上，应该是安静休息的时候，但由于病痛的折磨，却睡不好觉，摸脉之后，脉无力，属于虚证，这时，我们就用秋冬采收的药物以静补静，促使患者休息。其治疗机制是这样的：晚上属阴为寒，发生的虚证就是虚寒；秋冬采收的药物，其季节之性为凉寒，以寒补寒，故而，秋冬采收的药物就能治疗晚上发作的虚性病证。同理，春夏采收的药物也能治疗白天发作的虚性病证。当然，春夏采收的药物更能治疗春夏发作的虚性病证，秋冬采收的药物更能治疗秋冬发作的虚性病证。比如夏季采收的香薷，就能治疗夏天发作的虚证（体虚中暑等），当然，也能治疗白天发作的虚证；桑叶，为霜后采收，故而，就能治疗秋冬发作的虚证，当然，也能治疗晚上发作的虚证（桑叶治疗体虚的盗汗，效果很好）。

（2）时间病证的实证，根据"相互制约"的原则来以阴制阳或以阳制阴。也就说对于实性病证而言：晚上发作的，需要用春夏采收的药物来治疗；白天发作的，需要用秋冬采收的药物来治疗；秋冬发作的，需要用春夏采收的药物来治疗；春夏发作的，需要用秋冬采收的药物来治疗。如秋冬采收的生姜，就能治疗白天发作的实性病证如风寒感冒等；夏季采收的木瓜，就能治疗夜间发作的实性病证如湿滞的疼痛等。

当然，我们在利用药物采收时间的阴阳属性来治疗有"固定"发作时间的病证时，还需考虑其他问题，比如植物药材药用部位、用量大小、质地、气味的阴阳属性等，不过，其原则永远都是"虚者补之，实者泻之"。

1. 虚者补之

阴病和阳病之虚者，根据同声相应的原则，我们要用或秋冬采收的药物，或质地沉重的药物，或味道重的药物来以阴补阴；用或春夏采收的药物，或质地轻清的药物，或气味大的药物来以阳补阳。单纯性阴病者，单一用属阴的药物补阴即可；单纯性阳病者，单一用属阳的药物补阳即可；阴阳同病以阴病为甚者，阴阳同补是同时属阴药的力要多于属阳药的力；阴阳同病以阳病为甚者，阴阳同补的同时属阳药的力要多于属阴药的力。

当然，达部位，也是我们必须要考虑的因素。

比如过来两个病人，都是咳嗽，脉都很虚，不过一个是白天咳嗽，晚上没事，另一个是晚上咳嗽，白天没事，这时，治法及用药就是不一样的。

白天咳嗽，晚上没事的这个人，属于阳病，脉虚，是阳病之虚证，这时的治疗就是要用属阳的药物来补之。

晚上咳嗽，白天没事的这个人，属于阴病，脉虚，是阴病之虚证，这时的治疗就是要用属阴的药物药补之。

这里，我们先不谈治病求本之法，只是简单地说选用治标的止咳药：阳病之虚者，可以选用胖大海、苦杏仁、浙贝母等来治疗，因为这些药物是夏季采收属阳；阴病之虚者，则需选用款冬花、天竺黄等来治疗，因为这些药物是冬季采收属阴。

我在《其实中药不难学》中谈到淫羊藿治疗晚间咳嗽很不错，可以单用以取效。这时，也许有人就会说，淫羊藿，质地较轻，且药用部位为植物的上面，属阳，可你为什么还用来治疗晚间咳嗽的阴病？

清代医家徐洄溪总结说"凡药之用，或取其气，或取其味……或取其所生之时，或取其所生之地，各以其所偏胜而即资之疗疾，故能补偏救弊，调和脏腑，深求其理，可自得之"，所以，用淫羊藿治疗晚间咳嗽，取其味苦属阴，以阴达阴，加之质轻发散，药用部位为叶，能到达中上焦咳嗽的胸、口部位，故而用后效果较好。比如一个男孩，9岁，感冒后遗症。白天上学没事，晚上睡觉时就开始咳嗽，痰少。舌淡苔白，脉紧，重按则虚。这时单用生淫羊藿30克，水煎后临睡前半小时一次服用。当晚，咳嗽就明显减轻，继用1剂，咳嗽消失。

由此我们可以知道，学东西的时候，可以逐条地学，而临床应用的时候，却要综合的用。也就是说在学习的时候，我们把能用上的东西都尽量的记，

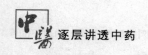

但在看病治疗的时候，不是把所学的东西都用上，而是用该用的知识，且活用记住的东西。

再举一个例子：我在《陕西中医函授》1992年第2期第4页上看到这么一则治疗失眠的病案：一个人月余目不交睫，疲惫烦躁欲死，百之罔效，投以熟地黄500克，肉桂6克，服后酣睡如雷，而病如失。后来借用其药，改其量，在临床上用以治疗失眠，很多人是当天晚上即能改善失眠，效果很好。其治疗机制就是根据阴阳来用药的：失眠，是晚上发作的，属阴；是血不养神所致（既使是热扰心神，此热，也是气有余便是火所致，补血之后，气能藏于血，这样，"有余"之气减少，热力减弱，心神得以安定），补血之后，神有所养，故而，治疗时选用属阴的补血药，很是对证。地黄，质地沉重，属静药，补血滋阴，用以治疗失眠，很是不错。张景岳谈到"善补阳者，必于阴中求阳，则阳得阴助而生化无穷。善补阴者，必于阳中求阴，则阴得阳升而泉源不竭"，故而，在用大量地黄治疗失眠的时候，就用了少量的肉桂。

这里要注意的是，我们在用"以阴补阴、以阳补阳"的时候，当两个阴和两个阳相互对应时，效果更好。比如以采药时间的阴阳来治疗发病时间的阴阳病，效果就好；以药用部位的阴阳来治疗人体发病部位的阴阳病，效果就好，等等。

2. 实者泻之

阴病或者阳病之实者，我们要用清除的办法来治疗。这里包含两层意思，一是指阴盛者泻阴、阳盛者泻阳，二是根据阴阳的相互制约关系，以阳制阴或以阴制阳。

对于时间病证之实者，我们不能把病人的白天减少几个小时或者把病人的晚上减少几个小时，故而，这时的治疗，是泻病证之实，如血瘀所致的，活血；痰湿水饮所致的，祛痰利湿逐饮；气滞导致的，理气；积食导致的，消食导滞等。同时，还需考虑时间病的阴阳属性，并用与其阴阳属性相反的药物来制约之，如白天发作的实证，我们在泻实的同时还需考虑药物的属性（即药性）是否为阴；晚上发作的实证，我们在泻实的同时还需考虑药物的属性（即药性）是否为阳等。也就是说，白天发作的实证，我们在泻实的同时还需用药性寒凉的药物来治疗；晚上发作的实证，我们在泻实的同时还需用药性温热的药物来治疗。

还是用上面的咳嗽来说说实者泻之的具体用法。

两个患者，都是咳嗽，不过一个晚上发作，另一个是白天发作。把其脉，均跳动有力。这时的治疗，白天发作的实证，我们就用药性寒凉的前胡等；晚上发作的实证，我们就用药性温热的白芥子等。

量大属阴，量小属阳，我们在临床用药的时候一定还要注意用量问题：治疗时间病属阴之虚性病证和属阳之实性病证时，药物的用量要大；时间病属阴之实性病证和属阳之虚性病证时，药物用量要小。

对于时间病之阴阳同病者，既可以同时治疗，也可以根据轻重缓急的原则先治疗一方后治疗另一方。

看到这里，也许有人可能会提出一个问题，就是虚证，也是阴阳同治，实证，也是阴阳同治，那么，此时的药物到底是补还是制（泻）？两种不同药物之间是否也有制约关系？

先说虚证：生活当中，一直有矛盾的两个人被别人打伤了，躺在医院，需要输血，这是背景；一辆车载着这两个人的家人，行驶在前往医院的路上，准备给医院里的人输血，想想看，车上的这两家人能打架吗？对，不能，救人要紧。同理，用药物采收时间的阴阳属性来调补时间病（根据发病时间来判断的属阴属阳病）的虚证时，同用的属阴药物和属阳药物不会出现相互制约的情况。

再说实证：一直有矛盾的 A 和 B 两个人因造假而赚到了很多钱，各自成立了自己的大公司，这是背景；一辆车载着 C 和 D 两伙人，和 A 关系很好的 C 要去检查并没收 B 的财产，和 B 关系很好的 D 要去检查并没收 A 的财产，想想看，车上的 C 和 D 会起摩擦吗？对，很有可能，不过，他们之间的摩擦不会发展到"拼命"的程度。更有可能，和 B 关系很好的 D 会更彻底的没收 A 的财产以帮 B 解恨，和 A 关系很好的 C 会更彻底的没收 B 的财产以帮 A 解恨。同样道理，对于实证而言，应用的属阳药物和属阴药物很有可能也会出现相互制约的情况，不过，制约力度不大，而且，更有可能属阳的药物会更加制约人体之属阴病证，属阴的药物会更加制约人体属阳病证。比如临床上用黄连和肉桂来治疗上热下寒的病证时，虽然黄连的寒和肉桂的热有一定的"抵消"作用，但是，这种抵消的作用不会很大，故而，人体服用之后，黄连依然能清热，肉桂依然能祛寒。

也正是阴阳具有制约关系，故而我们可以利用这点来更好的治病，比如在应用大量寒凉药物的同时稍加一点温热药物或者应用大量温热药物的同时稍加一点寒凉药物则效果更好，原因之一就是先激发起其"血性"，犹如"羊群成灾"，让狼去吃的话，先给一小部分羊肉（绝对吃不饱），激发其"食

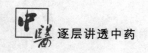

欲"，这样，成灾之羊会更快更猛烈地受到狼的攻击。同样道理，用寒凉的药物治疗热性病证时，先少用一些温热性的药物，可以激发寒凉性药物的"斗志"，其进入人体之后，也会更快更猛烈的消除"热性"病证。

至于采收季节的阴阳属性对药性的影响，我会在后面详谈的。

附：常用药物的采收时间

解表药采收时间

夏季采收	紫苏叶、香薷
秋季采收	麻黄、升麻、菊花、苍耳子、牛蒡子、蔓荆子
春、夏二季采收	桂枝
春、秋二季采收	防风、柴胡、羌活、藁本
夏、秋二季采收	荆芥、薄荷、细辛、蝉蜕
夏秋之间采收	白芷
秋冬二季采收	葛根、生姜、桑叶
冬末春初采收	辛夷
不定时采收	淡豆豉

祛风湿药采收时间

春秋采收	独活、秦艽、千年健
夏秋采收	木瓜、伸筋草、豨莶草
秋季采收	防己、威灵仙
秋冬采收	狗脊
冬季采收	路路通
冬春采收	桑寄生

清热药采收时间

春到秋采收	蒲公英
春秋采收	黄芩、苦参、白头翁、赤芍、紫草、龙胆、知母、射干、秦皮、地骨皮（春初秋后）
夏季采收	夏枯草、金银花、鱼腥草（干品）、黄柏
夏秋采收	大青叶、败酱草、土茯苓
秋季采收	连翘、决明子、青蒿、板蓝根、生地、山豆根、牡丹皮、黄连
秋冬采收	天花粉
冬季采收	栀子、玄参
全年可采	石膏、鱼腥草（鲜品）

温里药采收时间

长夏采收	附子
秋季采收	干姜、肉桂、花椒、吴茱萸、小茴香
冬季采收	干姜
不定时采收	丁香（花蕾由绿转红时采摘）

补虚药采收时间

全年采收	巴戟天、阳起石
夏季采收	杜仲、麦冬
秋季采收	百合、菟丝子、大枣、补骨脂、人参、党参、续断、当归
冬季采收	白术、山药
春秋采收	甘草、黄芪
夏秋采收	淫羊藿、枸杞子、益智仁、白芍
秋冬采收	龟板、鳖甲、仙茅、何首乌
不定时采收	墨旱莲

理气药采收时间

夏季采收	枳实
秋季采收	香附
冬季采收	川楝子
秋冬采收	木香
夏秋采收	薤白
冬春采收	大腹皮
不定时采收	陈皮

平肝熄风药采收时间

全年可采	牡蛎、代赭石
夏季采收	沪地龙
夏秋采收	石决明
秋冬采收	钩藤
冬春可采	天麻
春夏可采	蜈蚣
春秋可采	广地龙、全蝎

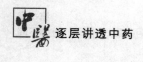

活血化瘀药采收时间

夏季采收	川芎、延胡索、益母草、红花、王不留行
秋季采收	血竭
冬季采收	牛膝、郁金、姜黄、莪术、马钱子
春秋采收	丹参
春夏采收	乳香
夏秋采收	土鳖虫、水蛭、刘寄奴
秋冬采收	鸡血藤
冬春采收	三棱、没药
全年采收	五灵脂、骨碎补
不固定采收	桃仁

泻下药采收时间

秋季采收	番泻叶、火麻仁、牵牛子
春秋采收	大黄、甘遂
不定期采收	芒硝

利水渗湿药采收时间

夏季采收	萹蓄
秋季采收	薏苡仁、地肤子、海金沙、木通、通草
冬季采收	泽泻
春秋采收	猪苓、茵陈、虎杖
夏秋采收	茯苓、车前子、瞿麦、金钱草
秋冬采收	萆薢
全年可采收	石韦、滑石

化湿药采收时间

春秋采收	苍术
夏秋采收	佩兰
夏季采收	厚朴
采期不定	藿香

消食药采收时间

夏季采收	莱菔子
秋季采收	山楂
不定时采收	神曲、鸡内金、麦芽

涌吐药采收时间

夏季采收	瓜蒂
秋季采收	常山
全年可采收	胆矾

驱虫药采收时间

夏季采收	南瓜子
秋季采收	使君子
春末至秋初采收	槟榔

止血药采收时间

夏季采收	艾叶、蒲黄
秋季采收	三七
夏秋采收	侧柏叶、仙鹤草、白及
春秋采收	地榆、茜草、白茅根
不定时采收	灶心土

化痰止咳平喘药采收时间

夏季采收	胖大海、苦杏仁、葶苈子、浙贝母
秋季采收	白果、皂荚、瓜蒌、紫苏子、白前、白附子
夏秋采收	昆布、旋覆花、半夏、川贝母、海藻
夏秋之间采收	芥子
冬季采收	款冬花
秋冬采收	天竺黄
秋至春采收	桑白皮
春秋采收	桔梗、百部、紫菀
全年采收	枇杷叶、竹茹

安神药采收时间

秋冬采收	酸枣仁、柏子仁、首乌藤
夏秋采收	合欢皮
春秋采收	远志
不定时采收	磁石、龙骨、琥珀

开窍药采收时间

秋季采收	苏合香
秋冬采收	石菖蒲
不定时采收	冰片

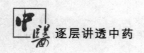

收涩药采收时间

夏季采收	乌梅、浮小麦
秋季采收	五味子、麻黄根
秋冬采收	金樱子、山茱萸、芡实、诃子
秋至春采收	桑螵蛸
不定时采收	赤石脂、海螵蛸

攻毒杀虫止痒药采收时间

夏季采收	大蒜
夏秋采收	蛇床子
秋冬采收	蜂房
不定时采收	雄黄、硫黄、白矾

第五节　药物气味的阴阳属性

一、气和味的阴阳属性

气味，包括气和味两种。气属阳，味属阴。

对人而言，动属阳，静属阴，同气相求，气厚（气味大）的药物就是动药，能通利经脉，消除凝滞，比如有香气的川芎就有通利作用；味重（味道大）的药物就是静药，具有在局部发挥作用的功能，比如熟地，就有滋阴养血的作用。

二、味道之中又分阴阳

味道，一般分为辛、甘、淡、酸、苦、咸几种。在《黄帝内经》中谈到"辛甘发散为阳，酸苦涌泄为阴，咸味涌泄为阴，淡味渗泄为阳"，现在，我们进一步来了解一下"辛甘淡属阳，酸苦咸属阴"的理论依据。

在《其实中医很简单》和《三个月学懂中医》中都谈到了"阴的本义为土山旁正在团聚的雾气，阳的本义为土山旁雾气的发散"：酸收，相当于"雾气的团聚"，故而，酸属阴；苦坚，坚，有牢固、结实的意思，而牢固和结实更相当于"雾气的团聚"，故而，苦味也属阴；咸有软坚的意思，要软坚，就需给需要软坚的东西中充气，比如面包，里面有更多的气之后，才变得很软，一旦这些气外出，则变得死硬。由于充气的过程也相当于"雾气的团聚"，故而，咸味也属阴。

在这几个属阴的味道之中，只有苦味的坚更能体现"雾气的团聚"，故而，苦味就是阴中之阴。由于寒凉属阴，寒为阴中之阴，所以，苦味就属寒，酸咸之味就属凉。

辛散，等同于"雾气的发散"，所以，辛味属阳；甘缓，缓有宽松宽大之意，也有"雾气发散"之意，所以，甘味也属阳；淡能渗湿，有排散之意，所以，淡味也属阳。

在这几个属阳的味道之中，辛味最能体现"雾气的发散"，故而，辛味为阳中之阳。由于温热属阳，热是阳中之阳，所以，辛味就属热，甘淡之味就属温。

三、药物气味阴阳属性的简单应用

1. 动静病的治疗

静属阴，动属阳。

人体在安静休息时出现的病证叫做阴病；人体在活动工作时出现的病证叫做阳病。也可以说，该静而不能静的，属阴病，该动而不能动的，属阳病。

有些病，是休息和活动时都出现，不过休息时病情加重的，为阴阳同病，阴病甚；活动时病情加重的，是阴阳同病阳病甚。

味属阴，气属阳；静属阴，动属阳。所以，药物的味道，能使人安静；药物的气味，能使人运动。

对于属阴的静病，即休息后发作的病证，我们就需要用味道大的药物来使人安静；对于属阳的动病，即活动后出现的病证，我们就需要用气味大的药物来使人活动。

对于动静同病的治疗，我们就用既有气味又有味道的中药来治疗，可以选用符合病情的单味药，即几种药配伍应用。动病大于静病的，气味之"大"要多于味道之"重"；静病大于动病的，味道之"重"要多于气味之"大"。当然，应用时还要注意达病位、平病性等问题。

注意，这里的味，也包括我们常说的"淡味"。

2. 虚实证的治疗

虚（这个字）的本义为"大土山"，属静；实（这个字）的本义为"货物充于屋下"，属动。而静属阴，动属阳，同声相应，虚就属于阴，实就属

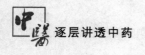

于阳。

但是由于阴的本义是土山雾气的团聚，阳的本义是土山旁雾气的发散，故而，虚证则像雾气的发散太过一样属于阳；实证则像雾气的团聚太过一样属于阴。

根据阴阳相互制约的关系特点，虚证，要用属阴的药物来补之，而味道属阴，故而，虚证需用药物的"味道"来治疗；实证，要用属阳的药物来散之，而气味属阳，故而，实证就需用药物的"气味"来治疗。

四、五味入五脏

《黄帝内经》中早就说过："咸入肾，甘入脾，酸入肝，辛入肺，苦入心"，所以，不同味的中药就能很好地补充不同脏的虚。

具体内容，我会在后面详谈的。

第二章
五气不同，功用不同

第一节　什么是五气

一、五气的含义

《黄帝内经》中有云：天食人以五气。

食，字上人下良，"良"意思是"拖尾到底"，引申为"从生到死"，人和良结合后就是"维持人体一生的东西"。

五，是会意字。同二，同义。"二"代表天地，"乂"表示互相交错。所以"五"的本义是交午，纵横交错。

什么是五气？

名医大家张景岳说：天以五气食人者，臊气入肝，焦气入心，香气入脾，腥气入肺，腐气入肾也。果真如此吗？

想想看，天维持人体一生的五气，怎么能是"臊气""焦气""香气""腥气""腐气"？（相当多的人一闻到不愿闻到的气味就跑，也说明某些气不是维持人体生命的东西）

还有人说五气指的是风、暑、湿、燥、寒五种气，我们再想想看，人体就是靠风、暑、湿、燥、寒之气活着？显然不是。拿暑气来说，一旦中暑，则会出现病态，也就是说暑气不是让人体健康，而是让人体生病。

那么，五气，到底指的是什么？

《黄帝内经》中谈到"人禀天地之气而生"，人生活在天

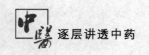

地之中，需要呼吸空气，随着季节的变化，空气也发生着变化，比如春天温、夏天热、长夏平、秋天凉、冬天寒，这些温热平凉寒之气，才是人体赖以生存的自然之气，也就是"天"之气。

由于春天也有寒（春寒料峭），秋天也有热（三伏之后，也许还有"秋老虎"），夏天也有寒（六月飘雪）等，故而，温、热、平、凉、寒之气相互交错，这也符合"五"的字义解释。

所以，五气指的就是温、热、平、凉、寒这五种自然之气。

冬天，一个人从外面进入房子里，带进的是一股寒气，这个寒气，就是冬天的季节之气。有时候我在想，南方人的性格比较温柔，是否与四季常温有关系？北方人敢爱敢恨，是否与四季分明有关？

这里我们插谈一个小知识，就是五季的划分：立春到立夏为春季，立夏到小暑为夏季，小暑到立秋为长夏，立秋到立冬为秋季，立冬到立春为冬季。

既然"天"能"食人以五气"，那么，"天"依然能"食"药物以"五气"，故而，中药，也就具有温、热、平、凉、寒这几种"气"，一般情况下，我们很少谈到"平"，所以，中药学教材上就说是"四气"，即中药具有温、热、凉、寒之气。

名医大家李中梓说"四时者，春温、夏热、秋凉、冬寒而已。故药性之温者，于时为春，所以生万物者也；药性之热者，于时为夏，所以长万物者也；药性之凉者，于时为秋，所以肃万物者也；药性之寒者，于时为冬，所以杀万物者也"。其后，缪仲醇对此作了进一步的阐述，"凡言微寒者，禀春之气以生；言大热者，感长夏之气以生；言平者，感秋之气以生，平即凉也；言大寒者，感冬之气以生。此物之气，得乎天者也"。认为药物的四气（寒热温凉）禀受于天，是由四时季节气候的差异而引起的。

二、五气的决定因素

现在，随着人们认识的深入，我们已经了解到中药的药性不仅仅是由药物采收的季节之性来决定的，其他如气味、味道、质地、炮制、生长环境等等都能影响药性。

1. 采收季节对药性的影响

春生、夏长、秋收、冬藏，是自然之理。

春生：说的是春天温暖，是万物苏醒生长的季节。故而这个时候采收的药物其季节之性为温。

夏长：说的是夏天炎热，是农作物旺盛生长的季节。故而这个时候采收的药物其季节之性为热。

秋收：说的是秋天凉爽，是农作物收获的季节。故而这个时候采收的药物其季节之性为凉。

冬藏：说的是冬天寒冷，是多种动植物冬眠的季节。故而这个时候采收的药物其季节之性为寒。

由于夏秋之间为长夏，是热转化为凉的时间，其季节之性为平，所以，长夏采收的药物其药性为平。

2. 气味对药性的影响

气为阳，味为阴。气味大的药物属阳药性温热，味道大的药物属阴药性寒凉。

所以，气味大的药物就有一定的温热作用，这点，我再做一下解释：热胀冷缩，这是自然之理，遇热之后，人体气血流动的速度也就加快；气味大的药物善于走窜，也能让气血的运动速度加快；也就是说气味大的药物表现出的作用和人体遇热表现出的作用一致，故而，我们就说气味大的药物有温热作用。

撇开气味，单就味道而言，辛甘淡属阳，酸苦咸属阴，也就是说辛味药性为热，甘淡之味药性为温；苦味药性为寒，酸咸之味药性为凉。

看到这里，也许有人会问：既然味属阴为寒，那么味中的辛甘淡为什么还说是温热？

寒属阴，热属阳，也就说属阴的和寒相对应，属阳的和热相对性。味属阴，气属阳，故而，属阴的味就和寒相对应，属阳的气就和热相对应，这就是前面提到的"气味大的药物属阳药性温热，味道大的药物属阴药性寒凉"的原因。

由于阴阳具有无限可分性，阴中还有阳，阳中也有阴，这里，我们不谈气味中的阴阳，只谈味道中的阴阳：辛甘淡属阳，酸苦咸属阴，由于属阳的和热相对应，属阴的和寒相对应，故而，辛甘淡就为温热，酸苦咸就为寒凉，不过，气之"热"要比辛甘淡这三种味道的"热"要强，这个就如大学里的差生要比幼儿园的差生知识多的道理一样。

举例来说，夏季属阳，冬季属阴；冬季中的白天属阳，晚上属阴。中药的气味就相当于"夏季"，中药的味道就相当于"冬季"；而味道中的"辛甘淡"则相当于"冬季中的白天"，味道中的"酸苦咸"则相当于"冬季中的

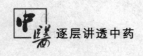

晚上"。

冬季的白天再热，也比夏季的晚上要凉寒，所以，气味大，味道轻的，无论是什么味，其药物的气味之性都是温热的。（中药学上有的药物也许是因为气味有"凉感"，故而，就说其药性为寒凉，这一点，我们要注意）

针对没有气味或者气味微弱的药材而言，我们就舍气味而不谈，只是从味道来判断药物的寒热之性：具有单一辛甘淡味的，就温热；具有单一酸苦咸味的，就寒凉；具有好几种味的，中和就成。

比如桂枝，气香，味甘微辛。气香，属阳温热；甘为温，微辛之味也为温（辛味为热），综合之后，桂枝的气味之性为热。

比如黄芪气微，味微甜。气微，可以不考虑。微甜，为微温，也就是说黄芪的气味之性为微温。

比如黄连气微，味极苦。气微，可以不考虑。极苦，为大寒，也就是说黄连的气味之性为大寒。

比如木香，香气浓郁，味微苦。气味大属阳为热，虽味微苦属凉，但因其与气味之热不在同一档次上，味之性对气之性影响不大，故而，舍之不用，只看气味之热，所以，最后的结论是木香的气味之性为热。

比如白芍，气微，味微苦酸。气微，告诉我们在分析气味之性的时候不予考虑气味之热；微苦为凉，酸为凉，综合之后，白芍的气味之性为凉。

比如地骨皮，气微，味微甘、苦。气微，不考虑；微甘为微温，苦为寒，中和之后，地骨皮的气味之性为寒（温与寒相合为凉，微温，在寒的面前可以忽略不计）。

3. 质地对药性的影响

生活当中，晴天的早上，灰尘等物质就会上升；阴天的早上，灰尘等物质就会沉积在地面。也就说对灰尘而言，有热之后，上升；有寒之后，下降。

质地沉重的中药下降，质地轻清的中药上浮。向上浮和遇热上升的灰尘一样；向下降和遇寒下降的灰尘一样。取象比类，质地轻清的和热的表现相同，质地沉重的和寒的表现相同，所以，质地沉重的药物就具有寒凉之性，质地轻清的药物就具有温热之性。这点，也和质地沉重属阴为寒凉、质地轻清属阳为温热相符合。

4. 炮制对药性的影响

炮制，不但影响药味，更影响药性。

炒制之后，由于加温的因素，可以使药性向温热的方向转变。

冷冻之后，由于冷却的因素，可以使药性向寒凉的方向转变。

用温热的药物炮制，也可以使药性向温热的方向转变。

用寒凉的药物炮制，也可以使药性向寒凉的方向转变。

不过，这几种转变，不会使寒者变为热，也不会使热者变为寒，只能是寒者变成凉，凉者变成微凉；热者变为温，温者变成微温。这个就如不能把男性变成女性、把女性变成男性一样（这里说的是男女之本质——基因，现在的变性手术，改变的只不过是表象而已）。

现在采收的药物，并没有当季用，有的中药，也许是放了好几年才用，那么，大自然的温热凉寒也会对药物进行"天然"炮制，比如春天采收的药物，经过夏天之后再用，那么，这个药物也会受到夏季之热的"炮制"。不过，这一点，我们忽略不谈。

我们常说的"时位之移人也"，同样也适用于中药。也就是说"时间"和存放的"位置"也能改变药性。

5. 生长环境对药性的影响

近朱者赤，近墨者黑，我们都知道的一个故事叫"孟母三迁"，就是说生长环境对小孩有很大的影响，环境好的，小孩的性格就好，环境不好的，小孩的性格就不好。中药，也是一样，生长环境温热的，其本身就具有温热之性；生长环境寒凉的，其本身就具有寒凉之性。

我们国家幅员辽阔，东南属阳，西北属阴，药物如果在本地使用，则本来什么药性，就是什么药性，但如果在另外的地方应用，则药性很有可能就会发生变化。比如南方的温性药，到北方之后也许就变成了热性药；南方的凉性药，到了北方之后也许就变成了平性甚至是温性药。反过来说，北方的温性药，到了南方，也许只能算作平性药。这是因为南方本来就温热、北方本来就寒凉的缘故。也许是我孤陋寡闻，我看到的很多书上都没有谈到这一点。

拿生活当中的例子再说一下：

有一句话叫"没到南方，不知道钱少"，相比较而言，南方比北方富裕，这个时候，在南方的平常人，也许到北方就成为了有钱人；城市里的人相比较而言比偏远山区富裕，在城市里的普通人，到了偏远山区，也就变成了有钱人。反过来说，北方的、偏远山区的有钱人，到了南方、城市中，也许只能叫做普通人。

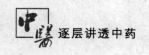

第二节　五气的功用

中医是复杂的，里面的知识点相当的多，很不好掌握；中医又是简单的，简单到只讲原则，在原则之下，可以随便"蹦跶"。比如中医对病性的诊断，就只有寒热两种，也就说天底下所有的疾病，分开来说要么是寒证，要么是热证。由于平性病证很少，故而，很多时候中医是忽略不谈的。

虽然有人哀叹"既生瑜何生亮"，但为了保持自然界的平衡，其"潜规则"就是"一物降一物"。中药，就是"降"人体之"病"的，所以，我们知道了中药的五气，就能根据"寒者热之、热者寒之"的原则来调治人体之病性。

一、寒热的诊断

从症状上来看，一般情况下，从冷、白、稀、润、静来诊断寒证：

冷：指恶寒、畏寒、喜温喜暖、四肢逆冷、腰、背、腹、腿等冷痛等。

白：指面色㿠白，舌质淡、苔白、痰白、小便清长色白。

稀：指分泌物、排泄物清稀。如痰、涎、涕、唾、脓液、带下、大便清稀等。

润：指舌苔润滑，口不渴，咽喉、鼻不燥。

静：指屈身倦卧、喜静少动，懒言少语、表情淡漠等。

从热、黄（赤）、稠、燥、动来诊断热证：

热：指发热，包括潮热、壮热、低热、烦热、五心热等各种热型。

黄（赤）：指面色或机体其他病变部位的颜色以及分泌物、排泄物等的颜色发黄或赤。

稠：指分泌物、排泄物的质地黏稠等。

燥：指口干咽燥欲饮水，鼻腔干燥，舌干苔燥无津，大便秘结不通等。

动：指烦躁不宁，善言好动，表情丰富等。

这里，我们要注意，更多时候，不能只见到一个症状就诊断为寒或热，比如上面所说的发热，不能只看到病人有手脚心发热我们就诊断为热证，而是一定要结合其他的症状来综合判断病性。

从舌上来看，舌红苔黄者为热，舌淡苔白者为寒。舌苔发黑，润者为寒，干者为热。

从脉上来看，可以遵循陈潮祖老先生在《中医治法与方剂》中谈到的"以迟数定寒热"，就是说在一般情况下，脉跳动的比以前快，就是热；比以前慢，就是寒。

二、寒热的治疗

药性，更多时候，我们谈述的是季节之性和气味之性，由于季节气候的寒热温凉我们能感知到，故而，药物的季节之性更多的用于消除我们身体能感知的寒热症状；气味之性，是感知不到的寒热，故而，用气味之性来消除的是身体表现出的寒热体征（虽有寒热表象，但感觉不到寒和热），比如舌苔的白或黄、脉的迟或数等。

（一）正治

正治，就是药性与病性相反的一种治疗方法，通常也称为"逆治"。

1. 以季节之性除寒热

这里谈的寒热，是指患者感觉到的寒热症状。

春夏两季采收的药物，其季节之性为温热，可以消除人体感到的寒凉；秋冬两季采收的药物，其季节之性为凉寒，可以消除人体感到的温热。当然，人体寒热症状的消除，还有其他好多办法，比如消除了病性的寒热，症状的寒热也就消失了。这里说的只是其中办法之一。

2. 以气味之性平寒热

这里谈的寒热，更多的是指病性的寒热。当把病性的寒热平复之后，感觉的寒热也就自然消失了。

《神农本草经》中说：疗寒以热药，疗热以寒药。《素问·至真要大论》中说的"寒者热之，热者寒之"是基本的用药规律。当我们用中药来治病的时候，首先就要遵循这个原则，即用热性药来治疗寒性病证，对于病性不甚寒的，我们用温性药物来治疗；用寒性药来治疗热性病证，对于病性不甚热的，我们用凉性药来治疗；平性病证当然是用平性药来治疗了。

比如一个人的寒气很重，那么，我们就要选用附子、白芥子、细辛、生姜等热药来治疗；如果寒气较轻，那么我们就可以用温性的药物来治疗，比如选用肉桂、荆芥、大枣、红花等；如果一个人的寒气特别轻，这时我们只需要用微温之品来治疗，比如选用麦芽、阿胶等。相反，一个人的热气很重，那么，我们就要选用芒硝、板蓝根、大黄、川楝子等寒性药物来治疗；如果热气较轻，我们就要选用凉性的药物来治疗，比如石膏、枳实、山楂等，如

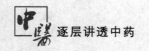

热气轻微，则需选用薏苡仁、蔓荆子、葛根等药物来治疗。

3. 以质地的不同除寒热

前面我们谈了质地沉重为阴属寒凉，质地轻浮为阳属温热，故而，我们可以利用质地的不同来除寒热。这也就是我们常说的通过改变局部气的含量来平病性。

气有余便是火。机体局部气滞气郁之后，气的含量增多，局部可出现火热之证，此时的治疗，就是散气，或升或降（理论上还有局部的平散，不过，向外的平散也属于升的范畴）。比如头部有火热存在，那么，我们可以采用降气之法，应用代赭石之后，质地沉重以降气，使得头部气的含量减少，这样，头部的火热之证也就会缓解或者消失了；或者采用"釜底抽薪"之法，通过通利二便而从下排气，这样，头部气的含量也会减少，头部火热之证也会缓解或消失。

气有温煦作用，气虚之后，温煦作用不足，局部可出现寒象，我们经常见到的手脚冰凉就属于局部气虚所致。通常情况下用热敷法能起到一定的作用，这是因为"寒者热之"的结果，还有一种办法就是"甩"和"跺"，即把手使劲地甩，让手部有发胀的感觉，这时，手就感觉到了热了；跺脚，让脚有发胀的感觉，这时脚也就会感到热，这就是因为有更多"气至"的结果。

也许有人会说我用两只手相互搓一会，也会发热，这不是"气至"所致的吧。

当然不是，我们都知道摩擦生热，通过相互的来回搓，局部摩擦，产生热，不过这种热就如用热水袋来敷局部一样，热是外来的，而不是由内而生的。刚才说的甩手和跺脚产生的热，是由内而生的。

当然，质地轻清的药材有升浮之性，为阳属温热，单从这点来说，对于局部寒凉的病证，我们就要选用质地较轻的药物。

这里，我谈个病案，是《伤寒经方验案极限解读》中的，其中就谈到了以苦寒的黄芩、黄连来治疗气滞的病证。

张某某，男，36岁。素有酒癖，因病心下痞闷，时发呕吐，大便不成形，日三四行，多方治疗，不见功效，脉弦滑，舌苔白。此证为湿伤脾，升降失调，痰从中生。痰饮逆胃则呕吐；脾虚气陷则大便不调；中气不和，气机不利，故心下痞。拟方：半夏12克，干姜6克，黄芩6克，黄连6克，党参6克，炙甘草9克，大枣7枚，服1剂，大便泻出白色黏涎甚多，呕吐遂减十分之七；再服1剂，而痞、利俱减；又服2剂，则病痊愈。（《伤寒论通俗讲话》）

【病案解析】张某某，男，36 岁。——说明患者的一般情况。

素有酒癖——酒为辛燥之品，长期大量饮酒，则会伤血炼津，可导致血虚和痰湿出现。

因病心下痞闷——痞，为气滞所为；闷，有物堵塞所致。

时发呕吐——说明胃中有物，且还有更多的浊气存在（呕吐，是胃中的浊气一过性的从上外排，带动胃内容物外出所致）。

大便不成形，日三四行——津液过多所致。直接诊断结果就是脾虚，因为脾主运化，脾虚之后，津液布散失常，需要津液的地方会出现津液不足，不需要过多津液的地方却出现津液聚集过多。现过多的津液聚集肠道，便出现了"大便不成形"。

多方治疗，不见功效——没有遇见"明"医。

脉弦滑，舌苔白——弦，主气滞；滑，这里主痰湿。苔白，主寒。

此证为湿伤脾，升降失调，痰从中生。痰饮逆胃则呕吐；脾虚气陷则大便不调；中气不和，气机不利，故心下痞——这是病案中的辨证分析思路。

【拟方】半夏 12 克，干姜 6 克，黄芩 6 克，黄连 6 克，党参 6 克，炙甘草 9 克，大枣 7 枚，服 1 剂，大便泻出白色黏涎甚多，呕吐遂减十分之七；再服 1 剂，而痞、利俱减，又服 2 剂，则病痊愈——说明效果很好。

【读后感悟】通过读这则病案，让我想到了两个问题：

（1）是痰湿导致了气滞，还是气滞导致了痰湿？

病案中记述有病人"素有酒癖，因病心下痞闷"，说明是因酒所致，酒为辛燥之品，伤血炼津，所以，可以出现血虚和痰湿。血为气之母，血虚之后，气没有地方藏，故而，外出于血而成邪气，气聚成痞；津凝成痰，痰湿滞留，产生"闷"，由此可知，痞闷的产生原因是酒的辛燥所致。也因此可以知道，虽然气有推动津液运行的作用，但是，这里痰湿的滞留和气滞应该是结伴而成，并没有先后的问题，虽然痰湿可以导致气滞的出现，气滞也可以导致痰湿的出现。

（2）处方中用的黄芩、黄连是否合适？

明白了第一个问题，就能知道这个问题的答案了：非常合适。何以言之？因为痰湿是和气滞结伴而来的，故而，祛痰的同时还需消除气滞。气滞的治疗，传统上都是用理气之品，可是，如果从"气有余便是火"来考虑的话，用寒凉之品以"热者寒之"也算正治（且黄连和黄芩还有燥湿之功），因为气滞，就是局部的"气有余"（这里的气，指的是浊气、邪气）。纵观处方，

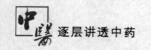

以半夏除痰，以干姜温里，以黄芩和黄连来消除"有余之气"，以党参、炙甘草和大枣来健脾益气（这里的气，指的是清气），脾为后天之本，是气血生化之源，所以，脾功能增强之后，可以补充因长期饮酒而导致的气血不足。

当然，病案中说的总共服用4剂就痊愈，好像只是针对病人的表象而言的，因为一口吃不成个胖子，补充患者体内的气血使之正常，需要一个比较长的时间。

4. 用药物平病性时的注意点

（1）度的问题 病轻了，用重药，属于大炮打蚊子，会伤及无辜；病重了，用轻药，就等于一栋楼房着火了，你却端着一杯水去灭火，无济于事。同样道理，寒气很轻的病证，你却用热药甚至大热的药物来治疗，病性虽然平了，但是，留有的"热"却会对人体造成伤害，这就如小孩身上有只蚊子，本来用很轻的力量将蚊子赶走或者打死即可，但你却用"吃奶"的劲"五指山"了过去，结果，就不用我说了吧。如果热气很重，你却用少量的凉药或者微凉之品来治疗，结果就是隔靴搔痒，起的作用不大。

当然，这是单纯对于病性的寒热与药性的寒热程度来谈的，有时，在条件不允许的情况下，遇见热病，只有凉药，怎么办？不能不治疗吧，这时，我们就要学韩信用兵，多多益善，用大量的凉药来治疗热病，这也是一个办法：

其一，剂量大。比如生石膏是凉性的，遇见热病的时候，只有石膏，那么，就只能加大剂量（这里谈的是内服煎煮，散剂、外用等不谈），用到30克、60克、90克，甚至200克等。同样道理，用温药来治疗寒性病证的时候，也要加大剂量来治疗。这里要注意一个问题，就是有些药，味道很重，加大剂量之后，难以下咽，这时就可以采用变通之法，采用"车轮战术"，少量多次的服用。

其二，药味多。用量还是在常用的范围内，不过，用增加药味的办法像鬣狗捕食一样群起而攻之的来平病性，比如对于热性病，就可以应用常规量的石膏、薏苡仁、菊花、山楂等凉性的药来治疗；比如对于寒性病，就可以应用常规量的白术、当归、荆芥、熟地等温性药来治疗。

当然，这里仅仅是对平病性而言的，没有谈及应用药物之后的不良反应，这点要注意。临床应用时绝不可顾此失彼，比如平病性的时候还需注意所选药物一定要能修复病态等等。

（2）病位的问题 用药物之性来平病性，更多时候还要注意是否达病位。

我在门诊遇到不少因生气而生病的人，虽然很多人都知道"生气是拿别人的缺点来惩罚自己"，可是遇到事后还是忍不住要生气。有次，一个人到我这里说"某个人一点都不知道好坏，把我撞了一下，连车子也不下就走了，气的我够呛"，我说："你生气的目的是什么？别人都走了，你再骂他，那个人也听不见，有什么用？"

把这个人比作"病"，你骂他时，他听不见，这就是不达病位，起不到惩罚的目的。

什么是病位？病位就是疾病发生的部位。老百姓有老百姓的病位理解：头疼，病位在头；脚肿了，病位在脚；肚子胀，病位在肚子；脖子不能动，病位在脖子；手发麻，病位在手。中医大夫，不同的人也有不同的定位方式：善于气血津液辨证的，那么病位就有在气、在血、在津液的不同；善于六经辨证的，那么病位就有在太阳、少阳、阳明、少阴、太阴、厥阴的不同；善于卫气营血辨证的，那么病位就有在卫、在气、在营、在血的不同；善于三焦辨证的，那么病位就有在上焦、中焦、下焦的不同；善于表里辨证的，那么病位就有在表、在里的不同，善于骨脉筋肉皮毛辨证的，那么病位就有在骨、在脉、在筋、在肉、在皮毛的不同；善于脏腑辨证的，那么病位就有在脏、在腑的不同，等等。

中药治病，一定要达病位。比如一栋楼房的 18 层着火了，需要用水来灭火，可是你的水枪却往 12 层喷水，结果就不用我说了吧。

如何达病位，在前面已经谈过了，这里，我也就不多说了。

（3）注意病态的消除情况　在平病性的时候我们还要注意药物治疗病证的虚实差异，也就说对于虚性病态要用治疗虚性病态的平病性药物，对于实性病态要用治疗实性病态的平病性药物，不能用反了，否则就会出现"虚虚""实实"的情况，即会使虚证更虚或者实证更实的情况出现，那就麻烦了。

（二）反治

反与正是相对的，具有变异、非常规的意思，反治是指所用药物的性质、作用趋向顺从病证的某些表象而治的一种治疗法则，所以，又称为"从治"。

1. 常规用药法

在治疗病性时常用的反治法有"热因热用"和"寒因寒用"两种，也就说对于假热的病证，我们要用热药来治疗，对于假寒的病证，我们要用寒药来治疗。

这里，我引用了《伤寒经方验案极限解读》中的几个病案，供大家参考。

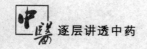

（1）热因热用的病案

张聿青医案：王左，灼热旬余，咽痛如裂，舌红起刺，且卷，口干不思汤饮，汗虽畅，表热犹壮，脉沉细，两尺空豁，烦躁面赤，肢冷囊缩。显然少阴证具，误服阳经凉药，苟读圣经，何至背谬如此？危险已极，计唯背城借一。但病之来源名目，虽经一诊道破，尚虑鞭长莫及耳，勉拟仲圣白通汤加猪胆汁一法，以冀挽回为幸！处方：淡附子6克，细辛1克，怀牛膝3克，葱白3段，上肉桂1.5克，左牡蛎21克，猪胆汁1个，冲入微温服，其病得愈。《伤寒名医验案精选》

【病案解析】

王左——介绍说一个姓王的男患者。

灼热旬余——介绍主诉和病程。热的诊断，不管实热、虚热还是郁热，我们总是从"气有余便是火"来判断。

咽痛如裂，舌红起刺，且卷——热灼津液所致。

口干不思汤饮——说明不是实热所致。

汗虽畅，表热犹壮——说明汗出热不减。

脉沉细——沉，主里；细，虚可导致。

两尺空豁——虚的比较厉害。

烦躁面赤——因热所致。

肢冷囊缩——寒则收引所致。

其病得愈——效果很好。

显然少阴证具，误服阳经凉药，苟读圣经，何至背谬如此？危险已极，计唯背城借一。但病之来源名目，虽经一诊道破，尚虑鞭长莫及耳，勉拟仲圣白通汤加猪胆汁一法，以冀挽回为幸！——病案中记述的诊治思维。

【处方】淡附子6g，细辛1g，怀牛膝3g，葱白3个，上肉桂1.5g，左牡蛎21g，猪胆汁1个，冲入微温服——附子、肉桂温里，细辛、葱白散寒，牡蛎敛阴，怀牛膝引导下行，猪胆汁清热。

【读后感悟】

这个病案记述，从"肢冷囊缩"来看，为下寒，从其他症状来看，是上热。中医认为肾在下，心在上，肾属水，心属火，肾水上升，引心火下行，心肾相交，水火既济，人则平安无事。当肾水寒凉时，向上的水减少，吸引心火的量也就减少，这样就使得一部分火向上走（火性炎上），于是便出现了上热之证，临床上好多人脸上的红疹、口中的疮疡等都是这个原因导致的。

这个患者，"汗虽畅"，但由于下寒的存在，使得一部分心火不断上行，导致上热一直存在，故病案中记述为"表热犹壮"。由此可知，下寒是疾病发作的根本，故而，处方中就用大量的温里药物来祛寒，只加用一味猪胆汁来解热。

今医案按：徐国桢伤寒六七日，身热目赤，索水到前，置而不饮，异常大躁，将门牖大启，身卧地上，辗转不快，更求入井。一医汹汹急以承气与服。余诊其脉洪大无伦，重按无力。余曰：阳欲暴脱，外显假热，内有真寒，以姜附投之，尚恐不能胜回阳之任，况敢以纯阴之药，重劫其阳乎？观其得水不欲咽，情已大露。岂水尚不能咽，而反可咽大黄、芒硝乎？天气懊热，必有大雨，此证顷刻一身大汗，不可救矣。于是以附子、干姜各五钱，人参三钱，甘草二钱，煎成冷服。服后寒战嘎齿有声，以重棉和头复之，缩手不肯与诊，阳微之状始著，再与前药一剂，微汗热退而安。

【病案解析】

徐国桢伤寒六七日——介绍患者情况和病因、病程。

身热目赤——气有余便是火，这是因为有余之气所致，而有余之气的存在就是气滞。

索水到前，置而不饮——体内虽然有热，但不饮，就说明体内不是真热。如果是真热的话，结合前后的表象来看，此为"热"极，必灼津液，津液不足，必然会大渴引饮。由此可知，患者出现的热为郁热，也就说是因浊气郁结而导致的。

异常大躁，将门牖大启，身卧地上，辗转不快，更求入井——热极所致。

一医汹汹急以承气与服——不明。

余诊其脉洪大无伦，重按无力——洪大，为火；无伦，说明气散，就是说这个患者体内有火，机体自身外散浊气太过所致，也就是我们常说的"气脱"；无力，说明是气虚太过。

余曰：阳欲暴脱，外显假热，内有真寒，以姜附投之，尚恐不能胜回阳之任，况敢以纯阴之药，重劫其阳乎？观其得水不欲咽，情已大露。岂水尚不能咽，而反可咽大黄、芒硝乎？天气懊热，必有大雨，此证顷刻一身大汗，不可救矣——解释诊治思路。

于是以附子、干姜各五钱，人参三钱，甘草二钱——附子、干姜温里，人参、甘草补气。

煎成冷服——防止格拒。

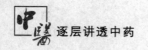

服后寒战嘎齿有声，以重棉和头复之，缩手不肯与诊——用药之后，寒象显现。

阳微之状始著，再与前药一剂，微汗热退而安——效果不错。

【读后感悟】这个患者，虽然体内浊气多郁结（热象明显），但其根本原因是气虚所致，而且已经出现因气虚之极而导致气脱的现象，故而补气敛气为第一要务，此时的治疗，独参汤是首选。而这个病案的治疗，却用了通脉四逆汤加人参来治疗，也就说将独参汤和通脉四逆汤合用来治疗：虽然患者本来就有气虚的情况存在，应该有寒象（气有温煦作用，气虚，温煦作用下降，从而出现寒象）出现，但由于体内的浊气过多，产生的郁热过多，寒热相抵之后，寒不抵热，故而患者表现出的是热象；一诊应用温热的附子、干姜，热胀之后，且用人参和甘草来补清气，清气得补，浊气外排，体内之浊气减少；热象减少，寒热相抵之后，寒象表现明显，故而，患者就出现了明显的寒象；气虚加寒象就是阳虚，继用前方，补气温阳，病即得愈。

这个病案的诊断，"索水到前，置而不饮"是诊断的关键，当然，诊脉也相当重要。

看病案，不但要根据病人出现的症状来进行诊断，而且还要分析用药之后症状的变化，这样，才能更好地学到知识、理顺自己的思维。

(2) 寒因寒用的病案

许叔微医案：有人病伤寒数日，自汗，咽喉肿痛，上吐下利。医作伏气。予诊之日：此证可疑，似是之非，乃少阴也，其脉三部俱紧，安得谓之伏气？伏气脉必浮弱，谓非时寒冷，着人肌肤，咽喉先痛，次下利者是也。近虽有寒冷不时，然当以脉证为主，若误用药，其毙可待。予先以吴茱萸汤救之，次调之诸药而愈。（《伤寒九十论·证三十二》）

【病案解析】

有人病伤寒数日——介绍病因。

自汗——直接诊断结果是气虚，因为气有固摄作用。

咽喉肿痛——肿，是津液凝聚所致；痛，是不通（津液凝聚）则痛所致。

上吐下利——直接诊断结果是胃肠道中气滞所为。胃中浊气过多，从上外排，带动胃内容物外出，形成"上吐"；肠中浊气过多，从下外排，带动肠内容物外出，形成"下利"。

医作伏气——他医诊断，通常不理。

予诊之曰：此证可疑，似是之非，乃少阴也，其脉三部俱紧，安得谓之伏气？伏气脉必浮弱，谓非时寒冷，着人肌肤，咽喉先痛，次下利者是也。近虽有寒冷不时，然当以脉证为主，若误用药，其毙可待。予先以吴茱萸汤救之，次调之诸药而愈——诊治思路。

【读后感悟】这个病案，从"脉三部俱紧"来看，其为受寒所致。三部，说明从外到内从上到下均为寒所伤：外寒使得皮肤腠理收缩，该从皮肤外排的浊气不得畅排，郁结皮下，郁结到一定程度之后，其外推之力大于因寒导致的收缩之力，浊气外排，带动津液外出，形成"自汗"；寒则津凝，咽喉部位津液受寒之后凝滞，出现"咽肿"；不通则痛，津液凝滞，阻滞气机不运，出现"咽痛"；由于人体之中只有气具有自主运动性，其余所有的物质都是随着气的运动而运行的，胃中之物的下降和浊物的外排也不例外，里寒使得气的运动减缓（气的运动减缓就会出现气滞），从而导致胃中之物的下降减缓；胃属腑，以降为顺，该正常下降于小肠之物下降不及时，停留于胃中，这就是积食；积食属于病邪，需要外排，由于下行受阻，故而只能从上而出，于是便形成"呕吐"；受寒之后，大肠中也会产生气滞，气的运动减缓，按理来说不能推动浊物外出，会出现便秘，但是，寒则津凝，胃肠道中的津液不能正常的运化而被人体利用，滞留于肠道，使得肠道中的浊物质地变稀，当其下沉之力大于后阴口的固摄之力时，肠中之物外出，于是便形成了"下利"。综上所述，祛寒是关键，吴茱萸汤，生姜散外寒，吴茱萸祛里寒，大枣和人参补虚，扶正祛邪，故为正治。

2. 非常规用药法

反治，还有一种治法，就是真热也用热药或者真寒也用寒药来治疗。这种治法，也就是我们常说的"反佐法"。

生活当中，我们经常看电视，有好多画面就是两军交战，其中一军化装成另一军，进入他军内部，要么侦查情报，要么里应外合，给对方以致命的打击。用药，也是一样。同气相求，同声相应，在治疗热证应用大量寒凉药的同时少加一些温热性的药物，让温热性的药物去"叩门"，等"门"打开之后，大部队的寒凉药进入，一举消灭热性病；在治疗寒证应用大量温热药的同时少加一些寒凉性的药物，让寒凉性的药物来迷惑寒性病，然后，大部队的温热性药全面进攻，完胜寒性病。

当然，所用药物的药性虽然相反，却能修复病态，这是关键。

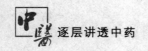

比如《黄寿人医镜》中谈到一个病案"孙某，男，51 岁。眩晕，后脑闷胀，性情急躁，睡眠不好，多梦耳鸣。舌红少苔，脉弦细数。药用枸杞、菊花、山药、熟地、茯苓、泽泻、丹皮、代赭石、玄参、蝉蜕、珍珠母。上方略事加减，服 15 剂后，眩晕已愈，睡眠尚佳"，这里的枸杞、熟地就是热性药，夹杂在大部队的寒凉性药物中来治疗热性病证。

再比如《脏腑证治与用药》中谈到"马某，女，46 岁，干部。1977 年 11 月 2 日初诊：腹泻 4 年，近半月加剧。4 年前患急性菌痢在兰州医院住院半个月，出院后一直腹泻，日 3~4 次，伴有腹痛，肠鸣，腹部发冷，遇冷痛泻并剧，食欲不振，全身乏力，近来诸证稍有加重。大便常规：脓细胞、红细胞均少许。舌质淡红，苔薄白，脉缓而弱。辨证：此乃大肠虚寒证。法当温补下焦，厚肠固涩。处方：炙黄芪 24 克，熟附子、煨诃子、炒杭芍、炒白术各 12 克，干姜、川连各 6 克，肉豆蔻、罂粟壳各 9 克，焦山楂 15 克，炙甘草 3 克。水煎服，日 1 剂。12 月 1 日二诊：服药 20 剂，大便已逐渐成形，变为 1 日或隔日 1 次，诸证消失，食欲转佳，舌质红，苔薄白，脉缓。继服上方，隔日 1 剂，以巩固疗效"，这是明显的寒证，可里面却用到了药性为寒的黄连（川连），这也就是我在上面说的另一种反治法的应用。

第三章

五味不同，功用不同

第一节　什么是五味

《黄帝内经》中说：地食人以五味。

地维持人一生的东西是五味。看看我们的饮食物，其味道构成就是酸、甜、苦、辛、咸（淡味等同于甘味，涩味等同于酸味）。我们吃的盐是咸的，醋是酸的，糖是甜的，辣椒是辛的，苦菜是苦的。

同样道理，中药也具有这五味，比如芒硝是咸味，黄连是苦味，甘草是甘味，细辛是辛味，乌梅是酸味等。

由于"五"的本义是交午，纵横交错的意思，故而，更多时候，一味药具有多种味道，比如当归的味是甘辛微苦的，地榆的味是微苦而涩的，陈皮是味辛、苦的等等。

第二节　五味的功用

一、五脏功能

（一）五味调五脏

关于五脏的功能，我在《其实中医很简单》和《三个月学懂中医》中都有详细地谈述，这里，只简单地说一下功能提

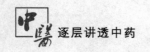

纲：肺主排浊，肾主纳摄，肝主疏泄，脾主运化，心主血脉（或者心主任物）。

人是靠饮食物和空气这两大物质维持机体所需的，但由于我们的古人看不到这两大物质的进入、利用、代谢和外排的微观机制以及人对外界信息的感知道理，故而，就虚拟出五脏来。简单地说，对空气而言，空气的进入靠的是肾；空气进入之后，清气的输送靠的是肝；清气在体内被利用后产生的浊气，其排泄到人体需要外排的皮下、胸中、肠道等部位，靠的也是肝；这些皮下、胸中、肠道部位中的浊气排出体外，靠的是肺。对饮食物而言，饮食物的进入靠的是肾，饮食物中营养物质和水液的吸收靠的是肾，营养物质和水液的运送靠的是脾，营养物质被利用后产生的浊物，其外排靠的是肺。心，更多的是主管接收外界信息。

（二）五脏主五体

正常的人体，是由骨脉筋肉皮和毛发、甲、齿构成的，由于毛发、甲和齿中没有血，故而，人体的血都分布在五体中。

五脏主五体，肾主骨、肝主筋、脾主肉、心主脉、肺主皮，五体中之血，也就是五脏之血，即骨中之血就是肾血、筋中之血就是肝血、肉中之血就是脾血、脉中之血就是心血、皮中之血就是肺血。

血为气之母，血中藏有气。在必要的时候，血中物质"裹气"外出，转化为津液，当津液中的气被利用时，五脏功能就得以发挥。这是因为气是五脏发挥功能的物质，这点，在《其实中医很简单》和《三个月学懂中医》上都详细地谈过了。

生活当中，打火石就是点火的，一旦打火石被消耗，就说明有"火"产生。当然，这里不谈把打火石扔到垃圾堆的另类情况。

同样道理，气就是让五脏发挥功能的，这里的气，指的是清气。血中含有的气，就是清气。由于中医上谈的血是有营养的，故而，中医上的血是指西医上的"动脉血（肺动脉除外）"。由于动脉血中含有氧气，是被人体利用的气，这也就是我们说的"清气"，一旦气被利用，就说明五脏发挥了功能。

弹药存在于弹壳中，弹药被利用，弹壳也就被消耗。由于气藏于血和津液中，气被利用，血和津液也就被消耗。有消耗，就要有补充，这就是我们要进行饮食的原因。

二、五脏之病

五脏之病，就是因五脏功能低下所致的病证。

（一）五脏之病的原因

由于气是五脏发挥功能的物质，故而，气虚是五脏功能低下的直接原因。

由于气是藏在血中的（气虽然也藏在津液中，不过由于津液是由血补充的，故而，平常不大谈津液），血虚可以导致气虚，故而，血虚是五脏功能低下的间接原因。

（二）五脏之病的表现

1. 肾主纳摄

肾功能低下，纳入饮食物不足，可出现血虚；纳入空气不足，可出现气虚。固摄作用下降，汗液、唾液、小便、白带等固摄不力，可出现津液亏少；月经固摄不力，过多流失，可出现血虚；大便固摄不力，可出现气虚等等。

2. 脾主运化

脾功能下降，运化营养物质的作用低下，则可出现血虚证；津液的布散作用失常，则可出现痰湿水饮等实证。

3. 肺主排浊

肺功能下降，排浊低下，汗液、小便等不能畅排，可出现痰湿水饮等津凝现象；月经不行，可出现血瘀；大便不出，可出现宿便积滞。

4. 肝主疏泄

肝功能下降，疏泄不力，清气不达则出现气虚；浊气不运则出现气滞。气对血有推动作用，气虚不运或者气滞不行，都能导致血瘀。

5. 心主任物

心功能低下，任物不力，接受外界信息的功能低下，可出现"两耳不闻窗外事"的"自闭"证。

另外，情志也是由五脏所主的，五脏功能低下，喜怒忧思悲恐惊等情志活动也就会出现不及。

还有，五脏主五体，五脏之血不足，则骨、脉、筋、肉、皮虚弱。由于人体的功能靠的是五体的相互配合完成的，故而，不管哪一体的虚弱，都会导致人体的功能不能正常发挥。

最后，再说一点，就是病理情况下还有阴虚和阳虚。

由于"阳虚则寒、阴虚则热"，且气属阳、血属阴，故而，当气虚到一定程度，人体出现寒象（寒的症状和体征）的时候，我们就说是阳虚；当血虚到一定程度的时候，人体出现热象（热的症状和体征）的时候，我们就说是阴虚。阳虚出现在哪一脏，就是哪一脏的阳虚；阴虚出现在哪一脏，就是哪

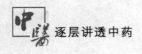

一脏的阴虚。

另外，情志也是靠五脏主管的，心主喜、肺主悲、脾主思、肝主怒、肾主恐。当情志异常的时候，我们也要责之于相应的脏。

三、五脏之病的中药治疗

前面谈了，导致五脏之病的直接原因是气虚，间接原因是血虚，故而，其治法就是补气血。这也就是中医上叫的"扶正"。

有的时候，病邪很重，单纯的"扶正"太慢或者根本就解决不了问题，这时就需要"祛邪"。

（一）固本扶正，补充气血

脏有气血，药有气味；脏之气属阳，脏之血属阴；药之气味属阳，药之味道属阴。对于虚弱之病，我们以阳补阳，以阴补阴。

药物的气味能补五脏之气，药物的味道能补五脏之血。

由于气是藏在血中的，故而，这里我们先谈血，再谈气。

1. 五脏之血的补充

（1）直接补充　由于味道能补脏血，故而，不同味道的中药进入不同的脏而补其血：甘味药入脾而补脾血，辛味药入肺而补肺血，苦味药入心而补心血，酸味药入肝而补肝血，咸味药入肾而补肾血。

临床应用时，按照药物的不同味道直接套用就是。当然，这里谈的只是药物应用的一个方面而已，犹如一个人会做衣服，当你要找这个人做衣服时，还需考虑其他因素，比如这个人的收费是否能让你接受等，所以，对药物的应用我们还需全面的把握（比如辛散、酸收、咸软等）。

这里，我还得再说一下味道补血的问题。

药物的味道属阴，五脏之血属阴，同气相求，以阴补阴，用药物的味道来补五脏之血的结论是正确的，但是，有很多人对这个结论不大认可，因为"不好理解"。

说真的，刚开始我也不能接受这个结论，也理解不了，但"前提正确""推理过程无误"，故而，结论也就没问题。可为什么理解不了？

经过几天的"领悟"，猛然发现，原因是自己把整体和局部的关系没有理顺。

食物如同灯之油，药物如同拨灯心。当灯里面的"油"足的时候，拨了灯心之后，才会更亮，一旦灯里面没有油了，这时怎么拨灯心，灯都不会亮。

同样道理，药物的"味道"进入人体之后，能把体内所藏之血带到所入之脏中，这就是补血的机制。一旦体内藏血不足，则不管进入多少"味道"，都不会让脏之血得补，这是因为巧妇难为无米之炊。

说得更明白点：药物的"味道"进入人体后是强行的把"所藏之血"进行抢夺，使其补充"所入之脏"。

由于服用中医上的补血之药，虽然可使体内藏血量有所增加，但同时也在更多的消耗藏血量（使其部分到达"味道"所入之脏），这也就是服用补药的同时还得吃饭的原因。

当体内藏血充足的时候，服用中药之后，其"味道"能让部分所藏之血到达所入之脏，这样，这个脏的血得补，其他脏的供血也不会受到影响，这时的用药，就不会有副作用。

当体内藏血不足的时候，服用中药之后，其"味道"也能让部分所藏之血到达所入之脏中，这样，虽然也许这个脏的血会得到补充，但是，很可能会影响其他脏血的供应，出现其他脏的血虚，这就是用药后的副作用。

举个例子，有十个馒头，八个馒头是供应正常所需的，余下的两个是以供急需的，这就相当于人体所藏之血。由于某种原因，八个馒头供应之后还是有多人出现了饥饿，这时，本应根据饥饿程度和饥饿人数来分的两个馒头却被"某人"强行拿走一个或者全部，那么，其余也需要馒头的人就只能忍饥挨饿了。

生活当中有"药灌满肠"的说法，其实这是有根据的：服用药物之后，在"味道"的刺激下体内所藏之血被强行流到"所入之脏"，这样，藏血量必然减少；血是由饮食物中的营养物质和水液所补充的，由于营养物质的进入需要吃饭，不方便，且还会产生更多需要排泄的浊物，而喝水之后，水液能很快地被人体吸收，可以补充血的不足（虽然血中的营养物质浓度被稀释，但是，"短期"供应还是不成问题），使藏血量尽量的维持正常。

这个就如在生活条件好的时候，可以喝八宝粥，但在生活条件不好的时候，比如电影上经常演的"困难时期"，则给锅里放一把米，却不停地加水。这样做，虽然不能让大家吃饱，但总不至于让一两个吃饱却让更多人饿死的局面出现。

这里，我顺便谈一下药物用量大小的问题。

药物的"味道"是强行索取机体"所藏之血"的，"味道"越大，"夺血"越多。由于体内所藏之血量是有限的，其生成和补充也需要一个过程，故而，为了不让藏血量大幅度的减少，我们的用药就不能使"味道"过重。

正因如此，看看众多中医名家的用药经验，都是药物"味道大的，用量

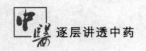

小；味道小的，用量大"。当然，这也是鲜品用量大，干品用量小的原因。

明白了"味道"补血的机制后，我们再往下谈。

中药，有单一味道的药，也有多种味道的药。单一味道的药直接进入"所主其味"的脏，这个比较简单，这里，我说一下多种味道的药的"所入之脏"：

五味入五脏，这是定律。

用多种味道的药物就能补充多个脏之血。比如当归，味甘、辛、微苦，由于甘味入脾、辛味入肺、苦味入心，故而，当归就能补充脾、肺、心这三脏之血。

临床遇到多脏的血虚病证（这里我们先不谈气虚病证）可以用几种单一味道的药物合用来治疗，更可以用多味道的一种药物来治疗。

用多种味道的药物补多脏之血的时候，要注意先后顺序。还是拿当归来说，味道是先"甘"再"辛"后"微苦"，所以，当归是先补脾之血，再补肺之血，后补心之血。再比如板蓝根，味道是微甜而后苦涩的，所以，板蓝根是先入脾补脾血，后入心补心血。当然，这只是单纯从"五味入五脏"这方面来说的。

临床应用时需注意病证的标本缓急。比如两个病人，都是心脾两脏之血虚，不过一个是心血不足的严重，另一个是脾血不足的严重；急则先治，对于以心虚不足为急的，我们就需选味道苦、甘之品，对于以脾血不足为急的，我们就需选味道甘、苦之品。如果没有适宜（或者自己身边当时没有）的多味道的药物应用，这时也可以两种单味道的药物合用。当然，合用时还需注意配伍的有关问题。

用多味道中药在补脏血的时候，还需注意程度的问题。还是拿当归来说，味道甘、辛、微苦，如果患者脾、肺、心三脏之血都不足且缺的量都差不多，这时用当归来治疗的时候，还需再加用一点苦味的药，这是因为当归的味道中苦味相比较甘、辛来说有些不足。

（2）间接补充

①补充体内藏血量 在一片西瓜地里，你吃一个西瓜，也许连钱都不要；在一个人家里，你用钱买不到西瓜。在农家小院，水可以尽管喝，不要钱；但在沙漠里，你用钱不一定能买到水。

同样道理，当体内藏血量充足的时候，五脏所需之血可以尽管"拿"；一旦藏血不足，血的分配则需"计划"。

在《三个月学懂中医》中我们已经谈过了血是由肾所生、脾所充、肝所调、心所藏的，所以，要补充体内的藏血量，就需强肾健脾。

②利用相生关系 世间万物都是有密切联系的，五脏之间也是有关联的，

它们之间的关联，就是靠生克关系。

虚则补其母。一脏的血虚，在直接补其血的同时，也可以补其母脏之血。当然，临床上也有人是单补其母脏之血以使子脏正常。不管合用还是单用，"补母脏"都是属于间接补充法。

木生火、火生土、土生金、金生水、水生木，这是五行的相生；肝属木、心属火、脾属土、肺属金、肾属水，这是五脏的五行属性。所以，心血不足时可以补肝血、脾血不足时可以补心血、肺血不足时可以补脾血、肾血不足时可以补肺血、肝血不足时可以补肾血。

2. 五脏之气的补充

（1）直接补充　脏之气属阳，药物的气味属阳，以阳补阳，药物的气味能直接补充五脏之气，提高五脏功能。

五味入五脏，气味大的药物在"味道"的带领下进到"所入之脏"，直接提高脏的功能。单一味道的，进入单一之脏，多种味道的，进入多个脏。

现将气味大的常用中药归纳于下。

	根及根茎	气味
植物类	生姜（根茎）	气芳香而特殊
	干姜	气芳香
	千年健（根茎）	气芳香，久闻有不悦感
	白芷	气芳香
	羌活	气香
	防风	气特异
	细辛	气辛香
	独活	香气特异
	紫草	气特异
	玄参	气特异似焦糖
	白术	气清香
	续断、麦冬、墨旱莲	气微香
	当归	香气浓郁
	乌药	气香
	香附（根茎）	气香
	川芎	香气浓郁
	姜黄	气香特异
	蓬莪术	气微香
	大黄	气清香
	前胡	气芳香
	秦艽	气特异

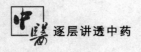

皮类	
牡丹皮	气芳香
肉桂、吴茱萸	香气浓烈
花椒	有特殊的强烈香气
厚朴	气香
叶类	
昆布（叶状体）	气腥
艾叶	气清香
花类	
辛夷	气芳香
金银花	气清香
丁香	气芳香浓烈
款冬花（花蕾）	气清香
果实及种子类	
蔓荆子	气香
瓜蒌	气如焦糖
小茴香	有特异香气
补骨脂	气香
益智仁	有特异香气
川楝子	气特异
陈皮（果皮）	气香
使君子	气微香
南瓜子	气香
皂荚	气特异
紫苏子	气清香
蛇床子	气香
路路通（果序）	气特异
全草类或地上部分	
荆芥	气芳香
鱼腥草	有鱼腥气
青蒿	气香特异
刘寄奴（地上部分）	气芳香
广藿香	气香特异
佩兰	气芳香
藻、菌、地衣类	
海藻	气腥
树脂类	
苏合香	气芳香
没药	气香特异

左侧栏合并单元格：植物类

	鳞茎类	
植物类	大蒜	有浓烈的蒜臭味
	薤白	有蒜臭味
	其他类	
	冰片	气清香
	神曲	有陈腐气
	竹茹（茎秆的中间夹层）	气清香
	桂枝（嫩枝）	气清香
动物类	地龙	气腥
	龟甲、鳖甲、全蝎	气微腥
	蜈蚣	气微腥，并有特殊刺鼻的臭气
	土鳖虫	气腥臭
	麝香	有强烈而特异的香气
	僵蚕	气微腥
	水蛭	气微腥
	鸡内金	气微腥
矿物类	磁石	有土腥气
	赤石脂	有泥土气
	硫黄	有特异的臭气
	雄黄	微有特异的臭气

（2）间接补充

①增加气的进入量来提高脏功能　气是五脏功能发挥的物质（这点，在《其实中医很简单》和《三个月学懂中医》中都谈得很清楚），要让脏的功能正常发挥，就需要充足的气，由于人体没有藏气的地方，体内更多的气都是通过吸入而来的，故而，脏功能正常发挥的前提就是气的供应要足。

由于肾主纳气，故而，补肾纳气增加气的进入量很关键。

临床上，我常用的两种药是磁石和补骨脂，有纳气之功，随症加用，有一定的疗效。

②排浊以补清来提高脏功能　浊气必排，一旦肺功能下降，排浊不力，浊气郁结而占位，则可使体内的清气不足（一般情况下，人体内清浊气的总量是相对恒定的）；气是五脏发挥功能的物质，清气不足，脏的功能自然就下降。

旧的不去新的不来。临床上对于脏功能低下的病证，适当的加用排除浊气之品则更能提高疗效。更多人处方中加用的生姜，就是起这个作用的。

增强肝功能，使其"疏清"正常。

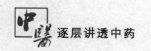

肝主疏泄，疏清泄浊。肝功能增强之后，清气能更快更好的被运送到机体需要的地方。

晚上问一个很有钱的人要十万块钱，这个人不一定能拿出来，不是因为不想给，而是因为不能给。原因就是只能在 ATM 机上提出两三万（一天）。

同样道理，清气的进入正常，但肝的疏泄功能下降之后，清气还是不能顺畅达到所需之地，这样，脏的功能还是不能正常发挥。

至于如何增强肝功能的问题，可以看看前面的有关内容。

③利用相生关系来提高脏功能　对于五脏之血虚病证，可以用"虚则补其母"的办法来治疗；对于五脏之气虚病证，我们同样可以应用这个办法来治疗。

比如脾功能低下时，由于心火能生脾土，故而我们可以强心以生脾。这时可以应用气味大的苦味药来治疗。

（二）求援祛邪，减轻压力

当病邪较重，五脏功能再怎么提高也不能祛除时，我们就必须借助外援。比如一个人已经十几天不大便了，腹胀疼难忍，这时，采用辛味药甚或气味很大的辛味药来提高肺功能以促使排浊，显然是"远水解近渴"，效果不大。怎么办？求援啊，借用大黄、番泻叶等药物的通肠导滞之力来消除病邪。

我们中药学教材上的功效归纳，清热药和温里药是平病性的，补益药是补虚的，剩下的全都是祛邪的。

不信？往下看。

1. 肺主排浊

（1）解表药，就是帮助肺从皮肤排浊的药。具体有发散风寒的麻黄、桂枝、紫苏叶、生姜、香薷、荆芥、防风、羌活、白芷、细辛、藁本、苍耳子、辛夷、葱白等和发散风热的薄荷、牛蒡子、蝉蜕、桑叶、菊花、蔓荆子、柴胡、升麻、葛根、淡豆豉等。

（2）攻毒杀虫止痒药和拔毒化腐生肌药也是帮助肺从皮肤排浊的药。具体有攻毒杀虫止痒的雄黄、硫黄、白矾、蛇床子、土槿皮、蜂房、樟脑、蟾酥、大蒜等，拔毒化腐生肌的红粉、轻粉、砒石、铅丹、炉甘石、硼砂等。

（3）泻下药，就是帮助肺从大肠排浊的药。具体有攻下的大黄、芒硝、番泻叶、芦荟；润下的火麻仁、郁李仁、松子仁；峻下的甘遂、京大戟、芫花、商陆、牵牛子、千金子等。

（4）利水渗湿药，就是帮助肺从膀胱排浊的药。具体有利水消肿的茯苓、薏苡仁、猪苓、泽泻、冬瓜皮、玉米须、葫芦、香加皮等，利尿通淋的车前子、滑石、木通、通草、瞿麦、萹蓄、地肤子、海金沙、石韦、萆薢、冬葵子、灯心草等，利湿退黄的茵陈、金钱草、虎杖等。

（5）涌吐药，就是帮助肺从口排浊物的药。具体有常山、胆矾、瓜蒂、藜芦等。

（6）化痰止咳平喘药，就是帮助肺从口或鼻来排浊物浊气的药。具体有温化寒痰的半夏、天南星、白附子、芥子、皂荚、旋覆花、白前等，清化热痰的川贝母、浙贝母、瓜蒌、竹茹、竹沥、天竺黄、前胡、桔梗、胖大海、海藻、昆布、黄药子、海蛤壳、海浮石、瓦楞子、礞石等，止咳平喘的苦杏仁、紫苏子、百部、紫菀、款冬花、马兜铃、枇杷叶、桑白皮、葶苈子、洋金花等。

（7）驱虫药，体内的虫，也属于"浊物"的一种，也是由肺外排的，中药上的驱虫药就是助肺排浊的药，具体有使君子、苦楝皮、槟榔、南瓜子等。

2. 肾主纳摄

止咳平喘药中的白果、安神药中的磁石、补虚药中的补骨脂等，就是帮助肾纳气的药。

饮食物的吸收消化是肾纳气的结果，这个已经在《其实中医很简单》和《三个月学懂中医》中谈过了，因此，消食药也是助肾药，具体有山楂、六神曲、麦芽、稻芽、莱菔子、鸡内金等。

收涩药，就是帮助肾固摄的药。具体有固表止汗的麻黄根、浮小麦、糯稻根，涩肠的五味子、乌梅、五倍子、罂粟壳、诃子、石榴皮、肉豆蔻、赤石脂、禹余粮，固精缩尿止带的山茱萸、覆盆子、桑螵蛸、金樱子、海螵蛸、莲子、芡实、椿皮、鸡冠花等。

3. 肝主疏泄

（1）理气药就是助肝疏泄的药。具体有陈皮、青皮、枳实、枳壳、木香、沉香、檀香、川楝子、乌药、荔枝核、香附、佛手、香橼、玫瑰花、梅花、薤白、大腹皮、甘松等。

（2）平肝熄风药，更是助肝疏泄的药。具体有"平抑肝阳"的石决明、珍珠母、牡蛎、紫贝齿、代赭石、刺蒺藜等，"熄风止痉"的羚羊角、牛黄、珍珠、钩藤、天麻、地龙、全蝎、蜈蚣、僵蚕等。

4. 脾主运化

脾主运化包括两个方面：

一是运送营养物质和水液入血来补充血的不足，且以血来补充津液的不

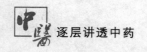

足。故而，滋阴养血药就是助脾运化药，具体有补阴的北沙参、南沙参、百合、麦冬、天冬、石斛、玉竹、黄精、枸杞子、墨旱莲、女贞子、桑椹、黑芝麻、龟甲、鳖甲等，补血的当归、熟地黄、白芍、阿胶、何首乌、龙眼肉等。

二是运化水湿布散津液，故而，祛风湿药也是助脾运化的药。具体有祛风寒湿的独活、威灵仙、徐长卿、川乌、乌梢蛇、木瓜、蚕沙、伸筋草、海风藤、路路通等，祛风湿热的秦艽、防己、桑枝、豨莶草、雷公藤、老鹳草、丝瓜络等，祛风湿强筋骨的五加皮、桑寄生、狗脊、千年健、雪莲花等。

当然，化湿药更是助脾运化的药。具体有广藿香、佩兰、苍术、厚朴、砂仁、豆蔻、草豆蔻、草果等。

5. 心主血脉

心主脉，内藏血。

（1）活血化瘀药就是助心"通脉"的药，具体有活血止疼的川芎、延胡索、郁金、姜黄、乳香、没药、五灵脂、降香，活血调经的丹参、红花、桃仁、益母草、泽兰、牛膝、鸡血藤、王不留行、月季花等，活血疗伤的土鳖虫、马钱子、自然铜、苏木、骨碎补、血竭、儿茶、刘寄奴，破血消癥的莪术、三棱、水蛭、虻虫、斑蝥、穿山甲。

（2）止血药就是助心"固脉"的药，具体有凉血止血的小蓟、大蓟、地榆、槐花、侧柏叶、白茅根等，化瘀止血的三七、茜草、蒲黄、花蕊石，收敛止血的白及、仙鹤草、棕榈炭、血余炭、藕节，温经止血的艾叶、炮姜、灶心土等。

（3）心藏神，安神药和开窍药都是助心的药，具体有重镇安神的朱砂、磁石、龙骨、琥珀，养心安神的酸枣仁、柏子仁、灵芝、首乌藤、合欢皮、远志；开窍的麝香、冰片、苏合香、石菖蒲等。

四、五味调虚实

虚实，总为五脏功能异常所致，调好五脏，人体的虚实之证也就消失了。

前面谈了五味调五脏的办法，这里，我们谈一下用味道直接来调虚实的方法。

生活当中，一个人能办好多事，比如可以扫地、写字、修电脑、开汽车、接听电话等；一件事好多人都能办，比如扫地，相当多的人都能做。同样，一味药能治疗好多病；一种病，好多药都能治。

在中药学教材中同类药很多，其中一个重要原因就是便于互换，这个就如你的办公桌上只有一支笔，写着写着，笔坏了，看着后面还有一大堆文件要处理，这时的你，应该是相当地着急；假如你的办公桌上有好多笔，办公的时候即使遇到一支笔有问题，也没关系，笔筒里还有好多笔可以使用呢。

取象比类，中药的味也具有多种功能，除了能补五脏之外，《黄帝内经》中谈到的"辛散、酸收、甘缓、苦坚、咸软"就是另一种作用。

辛散，就是指辛味之物有发散之能。比如吃辣椒会使我们"出一头的汗"。所以，对于需要排散之邪，我们就可以用辛味的药来治疗。比如味辛的生姜就有发汗散寒的作用。

缓的本义为宽松宽大，有苏醒恢复之意，所以，甘缓，就是说甘味之物补脾之后可以使人体之血和津液的量得到恢复。比如干了一天的活，很累，这时，口里放块糖就可以缓解疲劳。故而，对于气血供应不上（不及时）的虚证，我们就可以用甘味的药来治疗。比如味微甘的黄芪、味甘的甘草等就能补气血。

酸收，就是说酸味之物能收敛固涩，可敛肺止咳、固表止汗、涩肠止泻、固精缩尿、固崩止带，用治体虚多汗、肺虚久咳、久泻久痢、遗精滑精、遗尿尿频、月经过多、白带不止等病证。比如流鼻血的时候，我们用药棉蘸点酸味的醋塞鼻孔，很快就能把血止住。故而，对于消耗过度而导致的虚证，我们就可以用酸味的药来治疗。比如酸味的乌梅能敛肺、涩肠等。

坚，为牢固、结实的意思，所谓苦坚，就是说苦味之物可以让血脉结实、牢固。打江山容易，守江山难。治疗虚证，补充之后还要守住，这时就要适当的用些苦味的药，比如用黄柏坚阴等。

另外，苦能燥湿，苦味的药物也具有燥湿的作用。所以，对于湿邪所致的病证，可以考虑用苦味的药来清除。

咸软，就是说咸味之物有软化作用。生活当中，什么东西最软？当然是空气，要让一个东西变软，就要给这个东西里面充入大量的空气，比如面包，里面的空气很多，捏起来就很软；而用死面蒸的馒头，里面的空气很少，捏起来就比较硬。肾主纳气，就是说肾有充气之功能，气的含量增多，物质自然变软，而咸味之物可助肾以发挥功能，所以说，咸能软坚。故而，对于人体内的癥瘕积聚之邪，就可以应用咸味的药物来软坚。比如味咸的海藻、昆布有软坚散结之功。

淡能渗湿，故而，对于水湿之邪，就可以考虑淡味药的应用。比如味淡的车前子能利尿。

涩味的功能同于酸味，有收敛之功，对于因异常排散而导致的虚证，可以适当的应用涩味药来治疗。比如味涩的内蒙紫草来止血等。

第四章
物质构成不同，功用不同

　　物质构成用药法就是根据药物本身具有的物质成分来治病的方法。

　　为什么同样的味、同样的药用部位、同样的采挖时间，但药物作用却有所不同？比如黄芩和大黄，都是苦味，药用部位都是根，都是春秋二季采挖，但是，一个清热燥湿，另一个更多是通利肠道。

　　这就是由于药物的物质构成不同所导致的。

　　药物的物质构成，主要是由其本身具有的物质基础决定的，这点就如人的遗传基因一样；其次，由采收季节决定的，所以才有"当季是药，过季是草"的说法；再次，由产地决定的，"橘生于淮南则为橘，生于淮北则为枳"，这也是中药讲究"道地"的原因；还有，药物的炮制也能决定药物的物质构成，比如用姜汁炒过之后，药物中就留有生姜的某些成分等。当然，清理不干净，种植过程中给药物施用杂七杂八的化肥等等，都可能改变药物的物质构成。

　　随着实验研究的增多，药物的成分也在不断地被鉴定出来，根据药物的物质构成成分分析，我们就会发现其治病机制。这点，《中药药理学》中谈得比较清楚。

1. 不同药性的药具有不同的作用

　　比如寒凉药中的清热药多具有抗菌、抗病毒、解热及促进免疫功能、提高机体抗病能力等作用；辛凉解表药、清热通淋药都具有一定的抗感染作用；大多数安神药药性寒凉，具有镇静、抗惊厥及降压作用。开窍药如冰片、牛黄有抗菌、镇静、解痉作用。大多数滋阴药也为寒凉药，多有抗菌、解热、消炎、镇咳作用。此外寒凉药如苦参、大黄、山豆根、青黛、山慈菇、白花蛇舌草等具有抗肿瘤作用。

温热药中的辛温解表药有发汗解热、镇痛、促进体表循环及抗菌抗病毒作用；祛寒温里药通过强心、升压、改善微循环及皮质激素样的作用而表现为回阳救逆；又由于暖胃，加强胃肠消化吸收功能、止呕、止呃逆及抗菌等作用而表现温中散寒。温开药如苏合香、麝香等有强心、兴奋中枢及抗炎症作用。补气药多属温药，能提高机体非特异性抵抗力，增强机体应激的适应能力，调整中枢神经系统的平衡，改善心血管系统功能，促进免疫，促进细胞内蛋白质和 RNA 的合成和代谢，改善全身营养状态。助阳药能延长肾上腺皮质激素造型小鼠的耐冻时间等。

2. 不同的味具有不同的功能

比如辛味药含有挥发油，多有发散行气、活血的作用，如生姜、葱白、紫苏叶、薄荷都能散寒解表，用于感冒初起，具有发汗解热作用；陈皮、砂仁行气止痛，促进胃肠功能，调整肠管运动；天南星、山慈菇散结消肿，可以治疗肿瘤。

酸味药含有有机酸，有收敛固涩的作用，如诃子、乌梅能治久痢脱肛。很多植物性中药如儿茶、五倍子等均含大量鞣质，味酸涩，可以用来止泻止血。

甘味药含糖类及其他活性成分，有补养、和中、缓和的作用，可调补人体气血阴阳，缓急止痛。如人参、黄芪补气；阿胶、熟地补血；饴糖、大枣甘缓和中；甘草缓急止痛，调和诸药。甘温药也含有一些皂苷、糖类；甘平药除含有多糖类成分外，其中蛋白质、氨基酸、维生素类含量较辛温药与苦寒药为多，如补气药中即以甘温药（如人参、党参、黄芪），甘平药（茯苓、甘草、淮小麦）为多。

苦味药含生物碱和苦味质，有燥湿或泻下作用。能燥湿泻火（如黄柏），清热泻火（如黄连），泻实通便（如大黄），降气平喘（如杏仁）。苦寒药多含有生物碱及苷类（如蒽醌苷、香豆精苷、强心苷、皂苷、黄酮苷等）。

咸味药含钠、钾、钙、镁、铝、碘等无机元素及其他活性成分，有软坚润下作用，能软坚散结，滋阴潜阳，如芒硝含硫酸钠，能通便润燥；海藻、昆布含碘，可防治甲状腺肿。

总之，对中药物质构成的了解，使得我们在临床用药时多了一些依据，也与现代知识接轨，比如苦参的强心，白矾的降转氨酶等。关于常用药物的有关知识，将在后面详细谈述，这里就不多说了。

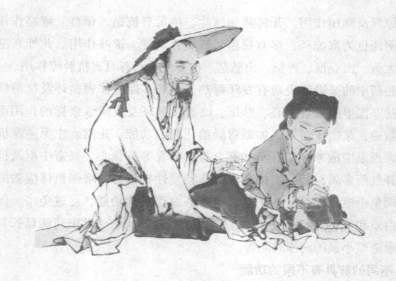

下篇
揭示中药临床应用之律

揭示中药应用之律，就是解开中药应用的面纱，把其法则给我们展现出来。

地能种植，水能解渴。世间万物，存在就有存在的道理。中药，是中医治疗疾病的一种重要工具，我们不能不掌握它。

如何掌握？

王好古在《汤液本草》中说"药之辛、甘、酸、苦、咸，味也；寒、热、温、凉，气也。味则五，气则四，五味之中，每一味各有四气，有使气者，有使味者，有气味俱使者……所用不一也"。意思是说药的味道有辛、甘、酸、苦、咸五种，药性有寒、热、温、凉四种；每一类味道的药中都含有四种药性，临床应用治病的时候，有的是利用药物的味道，有的是利用药物的药性，有的是味道和药性同时使用的。

下面，我们就从单味药、药物的配伍、处方用药、处方谋略等几个方面来谈谈药物的应用规律。

第五章
单味药应用之律

和每一种事物都具有的共性和个性一样，每一味中药也都具有共性和个性的特点。不管是共性还是个性，都有其应用的规律、法则，现在，我们就来详细地谈谈。

第一节　单味药应用的共性规律

这里，我们以中药学课本上的药物为基础，选用临床常用之品来说说单味药应用的共性规律。

一、达部位

1. 利用植物类药材的药用部位达部位

在上篇中我们已经谈过了，根据同声相应的原则，用药用部位（植物类药材）属阴之品来达人体属阴部位；以药用部位（植物类药材）属阳之品来达人体属阳部位。当然，这里先不谈质地、药量、炮制等对"达部位"的影响。

这里，我举例说明一下：

五皮散是用生姜皮、桑白皮、陈橘皮、大腹皮、茯苓皮来治疗"皮水"的方子。皮水，其病变部位在皮肤，皮肤属阳，所以，要达部位，就要用药用部位属阳的药物，而这几种药物的药用部位为皮属阳，故而，就能达到人体的体表来治病。

《保命集》上的芍药汤，是治疗痢疾、大肠湿热、下痢脓

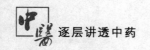

血、赤白相间、腹痛、里急后重、肛门灼热的方子，由芍药、甘草、黄连、黄芩、木香、槟榔、当归、官桂、大黄组成，但就达部位而言，由于部位在下，属阴，故而，全方9味药，有8种药物的药用部位是属阴的，其中的另一种，肉桂，因为质地沉重，也属阴，所以，都能达到人体属阴的下部。

用药如用兵，兵无常道。临床上，选用达部位的能平病性且能修复病态的药物，则最好，比如因热导致的目赤，这个时候就可以用菊花来泡水喝，这是因为菊花不但能达病位，且药性为寒能清热，故而，效果较好。可是有人也用决明子来治疗，因为决明子也能达部位，且药性为寒能清热，更有，质地沉重，还有降气之功，能使上面的火热下行，这样，眼部的火热之邪能更快的消除，效果更好。还有人用石决明，虽然不能达部位，但能降气，釜底抽薪，让头面部的火热之邪下降，从而缓解、消除目赤的表象。

下面，将常用植物类药物的药用部位列表于下，临床时可以根据需要而选用。

解表药	叶	桑叶、紫苏叶
	花	辛夷、菊花
	果实	苍耳子、牛蒡子、蔓荆子
	枝	桂枝
	地上部分	荆芥、薄荷、香薷
	茎	麻黄
	皮	蝉蜕
	鳞茎	葱白
	根茎	升麻、生姜
	根及根茎	细辛、羌活、藁本
	根	防风、白芷、柴胡、葛根

祛风湿药	果序	路路通
	果实	木瓜
	地上部分	豨莶草
	带叶茎枝	桑寄生
	全草	伸筋草
	根茎	狗脊、千年健
	根及根茎	威灵仙
	根	独活、秦艽、防己

	叶	大青叶
	花蕾或花	金银花
	种子	决明子
	果实	栀子、连翘
	果穗	夏枯草
清热药	全草、地上部分	蒲公英、败酱草、鱼腥草、青蒿
	皮	秦皮、黄柏、牡丹皮、地骨皮
	根茎	知母、黄连、土茯苓、射干
	根及根茎	龙胆、山豆根
	根	天花粉、黄芩、苦参、板蓝根、白头翁、生地、玄参、赤芍、紫草

	花蕾	丁香
	果实	吴茱萸、小茴香
温里药	皮	花椒（果皮）、肉桂（树皮）
	根	附子（子根加工品）
	根茎	干姜

	叶	淫羊藿
	果实	大枣、补骨脂、益智仁、枸杞子
	种子	菟丝子
补虚药	树皮	杜仲
	地上部分	墨旱莲
	根茎	白术、山药、仙茅
	根及根茎	人参、甘草
	根	党参、黄芪、巴戟天、续断、当归、白芍、何首乌、麦冬

	果皮	陈皮、大腹皮
	果实	枳实（幼果）、川楝子
理气药	根茎	香附
	鳞茎	薤白
	根	木香、乌药

平肝熄风药	块茎	天麻
	茎枝	钩藤

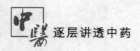

	花	红花
活血化瘀药	种子	桃仁、王不留行、马钱子
	地上部分	益母草、刘寄奴
	茎	鸡血藤、三棱、延胡索
	根茎	川芎、姜黄、骨碎补、莪术
	根及根茎	丹参
	根	牛膝、郁金

	叶	番泻叶
泻下药	种子	火麻仁、牵牛子
	根	甘遂
	根及根茎	大黄

	菌核	茯苓、猪苓
	果实	地肤子
	种子	车前子、薏苡仁
	地上部分	萹蓄、瞿麦、茵陈
利水渗湿药	全草	金钱草
	孢子	海金沙
	叶	石韦
	茎	萆薢（根茎）、泽泻（块茎）、木通（藤茎）
	茎髓	通草
	根和根茎	虎杖

	地上部分	藿香、佩兰
化湿药	皮	厚朴
	根茎	苍术

消食药	果实	山楂
	种子	莱菔子

涌吐药	果蒂	瓜蒂
	根	常山

驱虫药	果实	使君子
	种子	槟榔、南瓜子

	叶	艾叶、侧柏叶
止血药	花粉	蒲黄
	地上部分	仙鹤草
	茎	白茅根（根茎）、白及（块茎）
	根及根茎	三七、茜草
	根	地榆

	叶	枇杷叶、昆布
化痰止咳平喘药	花	旋覆花、款冬花
	种子	胖大海、苦杏仁、葶苈子、白果、芥子
	果实	皂荚、瓜蒌、紫苏子
	茎杆中间层	竹茹
	根	桔梗、百部
	根和根茎	紫菀、白前
	块茎	白附子、半夏
	鳞茎	川贝母、浙贝母
	根皮	桑白皮

	种子	酸枣仁、柏子仁
安神药	藤茎	首乌藤
	树皮	合欢皮
	根	远志

开窍药	根茎	石菖蒲

	果实	五味子、乌梅、诃子、金樱子、浮小麦
收涩药	果肉	山茱萸
	种仁	芡实
	根及根茎类	麻黄根

攻毒杀虫止痒药	果实	蛇床子
	鳞茎	大蒜

2. 以质地的轻沉达部位

一般来说，花叶果实种子类药物质地较轻，善达人体属阳部位；根类药材较重，能达人体属阴部位。矿物类药，质地多沉重，可达人体属阴部位。

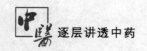

举例来说，药材为种子的决明子可以治疗人体上部疾病，这是根据"同声相应"以药用部位的属阳来达人体的属阳部位，但由于决明子质地较重属阴，也能达人体属阴部位，故而，临床上也常用决明子来润肠通便；药材为根及根茎的麻黄根可以治疗人体属阴部位的疾病，这也是根据"同声相应"以药用部位的属阴来达人体属阴部位来应用的，但是，由于麻黄根质地较轻属阳，也能达到人体属阳部位，故而，临床上也常用麻黄根来解决人体属阳的皮肤部位的问题，如止汗等。

《眼科奇书》上四味大发散，是治疗风寒外障，翳膜新嫩，白睛嫩红，涕泪交流，头痛鼻塞，恶寒无汗的方子，其中的麻黄、细辛、藁本质地轻清属阳，蔓荆子药用部位属阳，故而，都能到达人体属阳部位而治病。

清代名医陈士铎先生在《本草新编》中谈到"如人腰疼，用白术二三两，水煎服，一剂而疼减半，再剂则痛如失矣"，这里的白术，质地沉重，且药用部位为根茎，加之剂量很大，都属阴，故而，就能到达人体属阴部位而发挥作用以治病。

同样，这里的白术，属于根茎类药材。而植物的根茎，就相当于人体的腰腹部位。

这里，说一个我自已的临床案例。

司某，女，51岁，2014年2月26日初诊。

自述腰疼5年，劳累后加重，平素易出汗且脱发严重（有头癣）。舌质淡红苔白厚腻，脉紧，左虚有实。

诊断为气虚湿滞，内有郁热。

【处方】白天用黄芪90克，葛根90克，白芍30克，生甘草10克，枳壳30克，车前子（另包）30克，川断30克，狗脊30克，骨碎补30克，补骨脂30克，防风10克，水煎服，日1剂。

晚上临睡前半小时，用生白术150克，水煎后顿服。

另，嘱用花椒50克，醋半斤，煎煮后洗头。

3月4日复诊时，明显好转。

【心得体会】现在，我把常用药物的质地情况简单地说一下。解表药中属于果实的牛蒡子、苍耳子质地较重；属于根茎的升麻，根及根茎的细辛、羌活、藁本，根的防风、白芷、柴胡、葛根等，质地都较轻。

祛风湿药中属于果实的木瓜，质地较重；属于根的秦艽，根及根茎的威灵仙，根茎的千年健，质地都较轻。

清热药中属于种子的决明子质地较重；属于皮的黄柏、牡丹皮质地较重；属于根茎的知母、土茯苓、射干质地较轻；属于根及根茎的龙胆、山豆根质地较轻；属于根的黄芩、苦参、白头翁、紫草等质地较轻。

温里药中属于花蕾的丁香质地较重；属于皮的肉桂质地较重。

补虚药中属于果实的补骨脂、枸杞子质地较重；属于根的黄芪质地较轻。

理气药中属于果实的枳实、川楝子质地较重；属于根的木香、乌药质地较轻。

活血化瘀药中属于种子的桃仁、马钱子质地较重；属于根茎的骨碎补质地较轻。

泻下药中属于叶的番泻叶质地较重；属于种子的火麻仁和牵牛子质地较重。

利水渗湿药中属于种子的车前子、薏苡仁质地较重；属于叶的石韦质地较重；属于根茎的萆薢、藤茎的木通质地较轻；属于根及根茎的虎杖质地较轻。

化湿药中属于皮的厚朴质地较重。

消食药中属于果实的山楂、种子的莱菔子质地较重。

涌吐药中属于根的常山质地较轻。

驱虫药中属于果实的使君子、种子的槟榔质地较重。

止血药中属于叶的侧柏叶、属于花粉的蒲黄质地较重，根及根茎的白及质地较轻。

化痰止咳平喘药中属于种子的胖大海、苦杏仁、葶苈子、白果、芥子，属于果实的皂荚、瓜蒌，质地较重；属于根的桔梗，根及根茎的紫菀、白前，质地较轻。

安神药中属于种子的酸枣仁、柏子仁质地较重；属于根的远志，质地较轻。

开窍药中属于根茎的石菖蒲质地较轻。

收涩药中属于果实的五味子、乌梅、诃子、金樱子，属于果肉的山茱萸，属于种仁的芡实，质地沉重；属于根及根茎的麻黄根，质地较轻。

3. 以药量的大小达部位

药量大者属阴，药量小者属阳。临床上，要让药物到达人体属阴部位，就需大量应用；要让药物到达人体属阳部位，就需小量应用。注意，这里的大量、小量，是对正常中药房中的饮片而言的，是指前面谈到的一次服用量或短时间内服用的总量。

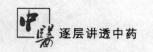

比如用玉屏风散来治疗体虚感冒或者预防感冒时，则需小剂量的应用，才可以达表以发挥作用。

黄芪，虽为根类药，但质地较轻，小剂量应用，能达人体属阳的上面或体表部位，大剂量应用，能达人体属阴部位，如王清任在《医林改错》中治疗脱肛的"黄芪四两，防风一钱"药方中，黄芪的用量就大。

在《朱良春用药经验集》中谈到：朱老认为，柴胡的能升能降作用，并不在李东垣说的生用、制用、用根、用梢上（何况现在药房已无根梢之分），唯在其用量之大小上。用于升提，一般用量为 3～10g；用于下降，一般用量为 20～30g，以上均指汤剂用量。

在《本草新编》上谈到"遇心虚之人，日夜梦精频泄者，用菟丝子三两，水十碗，煮汁三碗，分三服，早、午、夜各一服即止，且永不再遗"，这里的"三两"就是属于大量用药，能达人体属阴的下部。

在《本草新编》上还谈到"如痢疾，非君以当归，则肠中之积秽不能去；如跌伤也，非君以当归，则骨中之瘀血不能消；大便燥结，非君以当归，则硬粪不能下；产后亏损，非君以当归，则血晕不能除。肝中血燥，当归少用，难以解纷；心中血枯，当归少用，难以润泽；脾中血干，当归少用，难以滋养。是以当归必宜多用"，这也是量大属阴，能到达人体属阴部位的具体应用体现。

4. 以味道差异达部位

对于五脏病变，可以应用味道来达部位。由于甘味药入脾，酸味药入肝，辛味药入肺，苦味药入心，咸味药入肾，故而，对于五脏功能低下之病变，就可以用适量的"相对应的味道"之药来治疗。其作用机制已经在前面谈过了。

比如风寒侵袭人体之后，需要肺发挥功能来排散，这时我们就可以选用辛味的药物来治疗，比如生姜、细辛、桂枝等。

血脉出现了异常，由于心主血脉，故而，这时我们要用具有苦味的药物入心来治疗，比如当归、丹参、川芎等。血溢的病变，在用苦寒的药物同时，还可以用炭态的药物来治疗，这是因为更多时候"血见黑即止"，且药物成炭之后，也有苦味出现。

脾主运化，对于脾不充血而导致的血虚证及因津液布散失常而导致的痰湿病证，我们就可以选用具有甘淡之味的药来治疗，比如枸杞子、熟地、茯苓、车前子、滑石等来治疗。

当然，临床用药，治法多样，上面所说的只是一方面，对于简单的病证，单味药，单一方法就能治疗；对于复杂病症，犹如打仗，则需"海陆空"全面"进攻"。

【心得体会】 我把常用药的味归纳一下，以供参考。

（1）甘味药入脾　党参、熟地、枸杞子和甘草味甘；太子参、黄芪、白扁豆、阿胶、防风、葛根、生地、薏苡仁、麦芽、使君子、南瓜子、白前味微甘。

甘味为脾所主，适量应用甘味药有补脾的作用，故而，上面这些甘味药都有健脾之功，不过，单一从"味"来说，在等量的前提下，味甘的健脾作用大，味微甘的健脾作用小。

如果脾虚兼有他脏功能低下的，就可以采用甘味兼有他味的中药来治疗：

①兼有心功能低下的，就可以选用兼有苦味的药来治疗，比如地骨皮（味微甘、苦）、桔梗（味微甜后苦）等；心功能不是很弱的，就选用兼有微苦的药来治疗，比如人参（味甘微苦）、菊花（味甘微苦）、玄参（味甘而微苦）、银柴胡（味甘微苦）、知母（味微甘微苦）等。当然，微苦的加大剂量就是苦味的，也就可以治疗心功能很弱的病证了。

②兼有肺功能低下的，就可以选用兼有辛味的药物来治疗，比如白术（味甘微辛）、肉桂（味甜、辣）、莱菔子（味甘微辛）等。（白术，大剂量会健脾致泻，就是肺排浊功能的体现；莱菔子除胀通便，也是肺排浊的体现）

③兼有肝功能低下的，就可以选用兼有酸涩之味的中药来治疗，比如巴戟天（味甘而微涩）等。

④兼有肺功能、心功能低下的，就可以选用兼有辛味、苦味的药物来治疗，比如当归（味甘辛微苦）、苍术（味微甘、辛、苦）等。

⑤兼有心功能和肝功能低下的，就可以选用兼有苦味、酸涩之味的中药来治疗，比如板蓝根（味微甜而后苦涩）、荔枝核（味微甘、苦、涩）等。

当然，也可以结合单一具有他脏所主的味来治疗多脏兼有的病证。

由于淡味也是由脾所主，故而，淡味的药也有补脾的作用，不过，由于"淡能渗湿"，故而，淡味药的补脾作用更多的是帮助脾来布散津液。

单一具有淡味的药物有蝉蜕、石膏、夏枯草、茯苓、猪苓、车前子、滑石、通草（无味）、海金沙、瞿麦、金钱草、皂角刺、代赭石等。

兼有其他味的药物有：山药，味淡微酸；桑叶，味淡微苦涩；狗脊，味淡而微涩；三棱，微淡，嚼之有麻辣感。

同样道理，兼有的味就能提高所主这个味的脏的功能。

（2）辛味药入肺　生姜、细辛、薄荷、蔓荆子、丁香、花椒、薤白、芥子、皂荚、东北铁线莲（威灵仙）等。

辛味为肺所主，适量应用辛味药有补肺的作用，故而，上面这些辛味药都有补肺之功。

如果肺虚兼有他脏功能低下的，就可以采用辛味兼有他味的中药来治疗，比如兼有心功能低下的，可以选用兼有苦味的药来治疗，比如补骨脂（味辛微苦）、益智仁（味辛微苦）、白芷（味辛而微苦）、辛夷（味辛而微苦）、藁本（味辛苦微麻）、橘皮（味辛、苦）、厚朴（味辛辣、微苦）、砂仁（味辛凉微苦）。

如果肺虚兼有肝功能低下的，就可以选用荆芥来治疗，因为荆芥的味是辛而微涩的。

当然，兼有其他脏的病证，也可以选用他脏所主之味的药来治疗。

（3）苦味药入心　味极苦的有黄连、黄柏、龙胆草、苦参、胡黄连等；味苦的有淫羊藿、百合（家种的，微苦）、黄芩、秦皮、连翘、防己、神曲、大黄、延胡索等；味微苦的有杜仲、苍耳子、升麻、牛蒡子、决明子、藿香、佩兰、泽泻、茵陈、木香、香附、乌药、益母草、桃仁、红花、乳香、番泻叶、新疆紫草等。

苦味为心所主，适量应用苦味药有补心的作用，故而，上面这些苦味药都有补心之功，不过，单一从"味"来说，在等量的前提下，味极苦的补心作用大，味微苦的补心作用小。

如果心虚兼有他脏功能低下的，就可以采用苦味兼有他味的中药来治疗：

①兼有肺虚的，可以选用苦味兼有辛味的中药来治疗，比如味苦、辛的独活、青皮、川芎等；味苦微辛的没药；味微苦、辛的仙茅、羌活、莪术、前胡等。

②兼有肝虚的，可以选用苦味兼有酸涩之味的中药来治疗，比如白芍（味微苦酸）、白头翁（味微苦涩）、丹参（味微苦涩）、秦艽（味苦而涩）、牡丹皮（味微苦而涩）、虎杖（味微苦、涩）等。

③兼有脾、肝虚的，可以选用苦味兼有甘、酸涩之味的中药来治疗，比如续断（味苦、微甜而后涩）、何首乌（味微苦而甘涩）等。

（4）酸味药入肝　单一酸味的药物有木瓜、乌梅等。

酸味为肝所主，适量应用酸味药有补肝的作用，故而，木瓜、乌梅等有补肝的作用。

如果肝虚兼有他脏功能低下的，就可以采用酸味兼有他味的中药来治疗：

①兼有脾虚的，就可以选用兼有甘甜之味的中药来治疗，比如山楂（味酸微甜）、瓜蒌（味微酸、甜）等。

②兼有心虚的，就可以选用兼有苦味的中药来治疗，比如川楝子（味酸而后苦）、栀子（味微酸而苦）、麻黄（味涩而微苦）、槟榔（味涩、微苦）、大青叶（味微酸、苦、涩）等。

（5）咸味药入肾　味咸的附子、海藻和棉团铁线莲（威灵仙）等；味微咸的龟甲、石决明、牡蛎等。

咸味为肾所主，适量应用咸味药有补肾的作用，故而，上面这些咸味药都有补肾之功。

如果肾虚兼有他脏功能低下的，就可以采用咸味药和其他味的中药结合来治疗。

5. 以炮制达部位

《本草蒙筌》中谈到"入盐走肾脏""用醋注肝经"等，就是说药物经过一定的炮制之后，能改变所达部位。比如酒炒上升，能使药物达于人体上部等。

二、祛病因

病因，是指导致病证产生的原因，严格来说，有两类，一种是外因，比如精神刺激、外感六淫等，一种是内因，比如寒凝、热郁、血瘀、痰湿阻滞、气血不足等，由于这些寒热、虚实的"病因"将在病性和病态中谈，故而，这里说的外因，仅仅是指我们常说的外感六淫。

按理来说，外因是通过内因而起作用的，外感六淫致病之后，引起人体的不适，这时的治疗应该是治里才是，何以还要消除外因？

其实，这里的消除外因，准确地说，就是修复外因对机体的伤害。比如风寒所致的感冒，当我们用中药把风寒对机体造成的伤害修复好了以后，这时我们就会说"把风寒解了"或者"把风寒去掉了"之类的话。

明白了这个道理之后，我们继续往下谈。

在《简明中医学》中谈到：

治疗"风寒"的常用药有葱白、细辛。

治疗"风热"的常用药有金银花、连翘、薄荷、菊花、芦根、桑叶、牛

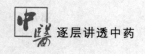

蒡子。

治疗"风湿"常用的药物有防风、防己、羌活、独活、秦艽、威灵仙、木瓜、苍术、薏苡仁、桑枝、五加皮、地龙、全蝎。

治疗"伤暑"常用的药物有藿香、佩兰、扁豆、香薷、竹叶、荷叶、滑石、甘草。

治疗"中暑"常用的药物有麦冬、玄参、竹叶、钩藤、菖蒲（或紫雪丹）。

治疗"暑湿"常用的药物有藿香、佩兰、厚朴、苍术、半夏、薏苡仁、茯苓、猪苓、车前子。

治疗"寒湿"常用的药物有桂枝、秦艽、苍术、附子、独活、防己。

治疗"湿热"，常用的药物有苍术、生石膏、知母、山栀子、茵陈、茯苓、茅根、滑石、薏苡仁。

治疗"燥"，常用的药物有沙参、石斛、麦冬、天冬、玉竹、生地、天花粉、知母。

治疗"实火"的药物有生石膏、黄芩、生地、山栀。

治疗"虚火"的药物有青蒿、鳖甲、龟板、玄参、黄柏、知母、丹参、地骨皮、生地。

由于上面的这些药物都出现在中医高等院校《中药学》教材里，故而，我们还是以《中药学》为蓝本，其中的解表药和祛风湿药就是祛病因药。

解表药分为发散风寒药和发散风热药。

发散风寒药，常用的有麻黄、桂枝、苏叶、生姜、荆芥、防风、羌活、白芷、细辛、藁本、苍耳子、辛夷等。

发散风热药，常用的有薄荷、牛蒡子、蝉蜕、桑叶、菊花、蔓荆子、柴胡、升麻、葛根、淡豆豉等。

祛风湿药分为祛风寒湿药、祛风湿热药和祛风湿强筋骨药。

祛风寒湿药，常用的有独活、威灵仙、川乌（草乌）、蕲蛇、乌梢蛇、木瓜、蚕沙、伸筋草、海风藤、路路通等。

祛风湿热药，常用的有秦艽、防己、桑枝、豨莶草、海桐皮、雷公藤、络石藤、老鹳草、丝瓜络等。

祛风湿强筋骨药。常用的有五加皮、桑寄生、狗脊、千年健、雪莲花等。

当人体受到风寒湿邪侵袭的时候，我们就可以用消除病因的解表药和祛风湿药来治疗。

三、调虚实

1. 以气味调虚实

气味中的气是气味，味是味道，所以，以气味调虚实就是指用气味和味道这两方面来调节人体的虚实之证。

以气味调虚实的有关知识，在前面已经谈过了，这里，把常用药物的气味列表于下，以供临床参考应用。

	药名	气味	味道
解表药	麻黄	气微香	味涩，微苦
	桂枝	气清香	味甜微辛
	生姜	气芳香而特殊	味辛辣
	荆芥	气芳香	味微涩而辛凉
	防风	气特异	味微甘
	羌活	气香	味微苦而辛
	白芷	气芳香	味辛，微苦
	细辛	气辛香	味辛辣，麻舌
	苍耳子	气微	味微苦
	辛夷	气芳香	味辛凉而稍苦
	薄荷	揉搓后有特殊清凉香气	味辛凉
	牛蒡子	气微	味苦后微辛而稍麻舌
	蝉蜕	气微	味淡
	桑叶	气微	味淡、微苦涩
	蔓荆子	气香	味淡、微辛
	北柴胡	气微香	味微苦辛
	升麻	气微	味微苦而涩
	葛根	气微	味微甜

	药名	气味	味道
祛风湿药	威灵仙	气微	味淡
	木瓜	气微清香	味酸
	伸筋草	气无	味淡
	路路通	气特异	味淡
	秦艽	气特异	味苦、微涩
	豨莶草	气微	味微苦

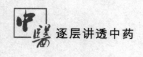

	药名	气味	味道
祛风湿药	桑寄生	气微	味涩
	狗脊	无臭	味淡微涩
	千年健	气芳香，久闻有不悦感	味微辛辣
	独活	香气特异	味苦辛、微麻舌
	药名	气味	味道
清热药	石膏	气微	味淡
	知母	气微	味微甜，略苦，嚼之带黏性
	天花粉	无臭	味微苦
	栀子	气微	味微酸而苦
	夏枯草	微有清香气	味淡
	决明子	气微	味微苦
	黄芩	气微	味苦
	黄连	气微	味极苦
	黄柏	气微	味极苦，嚼之有黏性
	龙胆	气微	味极苦
	秦皮	气微	味苦
	苦参	气微	味极苦
	金银花	气清香	味淡、微苦
	连翘	气微香	味苦
	大青叶	气微	味微酸、苦涩
	板蓝根	气微	味微甜而后苦涩
	蒲公英	气微	味微苦
	土茯苓	无臭	味微甘、涩
	紫草	气特异	新疆：味微苦、涩；内蒙：味涩
	鱼腥草	具鱼腥气	味涩
	白头翁	气微	味微苦涩
	生地	气微	味微甜、微苦
	玄参	气特异似焦糖	味甘，微苦
	牡丹皮	气芳香	味微苦而涩
	青蒿	气香特异	味微苦
	白薇	气微	味微苦
	地骨皮	气微	味微甘、苦
	银柴胡	气微	（野）味甘；（栽）微甘
	胡黄连	气微	味极苦

	药名	气味	味道
温里药	干姜	气芳香	味辛辣
	肉桂	气香浓烈	味甜辣
	吴茱萸	香气浓烈	味辛辣而苦
	小茴香	有特异香气	味微甜、辛
	丁香	气芳香浓烈	味辛辣，有麻舌感
	花椒	具特殊的强烈香气	味麻辣而持久

	药名	气味	味道
补虚药	黄芪	气微	味微甜，嚼之有豆腥味
	白术	气清香	味甘、微辛，嚼之略带黏性
	甘草	气微	味甜而特殊
	淫羊藿	气微	味微苦
	巴戟天	无臭	味甘而微涩
	仙茅	微有香气	味微苦辛
	杜仲	气微	味微苦，嚼之有胶状残余物
	续断	气微香	味苦、微甜而后涩
	补骨脂	气香	味辛、微苦
	益智仁	有特异香气	味辛、微苦
	阳起石	气无	味无
	当归	香气浓郁	味甘、辛、微苦
	白芍	气微	味微苦，酸
	熟地	气微	味甜
	阿胶	气微	味微甜
	何首乌	气微	味微苦而甘涩
	百合	气微	味微苦
	麦冬	气微香	味甘、微苦，嚼之发黏
	枸杞子	气微	味甜
	墨旱莲	气微香	味淡微咸
	龟甲	气微腥	味微咸
	鳖甲	气微腥	味淡

	药名	气味	味道
理气药	陈皮	气香	味辛、苦
	川楝子	气特异	味酸、苦
	乌药	气香	味微苦、辛，有清凉感
	香附	气香	味微苦
	薤白	有蒜臭	味微辣
	大腹皮	无臭	味淡

67

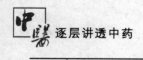

	药名	气味	味道
平肝熄风药	石决明	气微	味微咸
	牡蛎	气微	味微咸
	代赭石	气微	味淡
	天麻	气微	味甘
	钩藤	气微	味淡
	广地龙	气腥	味微咸
	全蝎	气微腥	味咸
	蜈蚣	气微腥，并有特殊刺鼻的臭气	味辛而微咸
	僵蚕	气微腥	味微咸

	药名	气味	味道
活血化瘀药	川芎	香气浓郁	味苦、辛，稍麻舌，微回甜
	延胡索	气微	味苦
	姜黄	气香特异	味苦、辛
	乳香	气微香	味微苦
	没药	气香特异	味苦、微辛
	丹参	气微	味微苦涩
	红花	气微香	味微苦
	桃仁	气微	味微苦
	益母草	气微	味微苦
	牛膝	气微	味微甜而稍苦涩
	鸡血藤	气微	味涩
	王不留行	气微	味微涩、苦
	土鳖虫	气腥臭	味微咸
	马钱子	气微	味极苦
	血竭	气微	味淡
	刘寄奴	气芳香	味淡
	三棱	无臭	味淡，嚼之微有麻辣感
	蓬莪术	气微香	味微苦、辛
	水蛭	气微腥	味无

	药名	气味	味道
泻下药	大黄	气清香	味苦微涩，嚼之黏牙
	芒硝	无臭	味咸
	番泻叶	气微弱而特异	味微苦，稍有黏性
	火麻仁	气微	味淡
	甘遂	气微	味微甘而辛辣
	牵牛子	气微	味辛、苦，有麻感

	药名	气味	味道
利水渗湿药	茯苓	无臭	味淡，嚼之黏牙
	猪苓	气微	味淡
	薏苡仁	气微	味微甜
	泽泻	气微	味微苦
	车前子	气无	味无
	滑石	气微	味淡
	木通	气微弱	味苦而涩
	通草	无臭	无味
	瞿麦	气微	味淡
	萹蓄	气微弱	味清凉
	地肤子	气微	味微苦
	海金沙	气微	味淡
	金钱草	气微	味淡
	虎杖	气微弱	味微苦

	药名	气味	味道
化湿药	广藿香	气香特异	味微苦
	佩兰	气芳香	味微苦
	厚朴	气香	味辛辣、微苦

	药名	气味	味道
消食药	山楂	气微清香	味酸，微甜
	神曲	有陈腐气	味苦
	麦芽	气无	味微甜
	莱菔子	无臭	味甘，微辛
	鸡内金	气微腥	味微苦

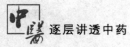

涌吐药	药名	气味	味道
	常山	气微弱	味苦
	瓜蒂	气微	味苦
	胆矾	无臭	味涩

驱虫药	药名	气味	味道
	使君子	气微香	味微甜
	槟榔	气微	味涩，微苦
	南瓜子	气香	味微甘

止血药	药名	气味	味道
	地榆	气微	味微苦而涩
	侧柏叶	微有清香气	味微苦，微辛
	白茅根	气微	味微甘
	三七	气微	味先苦而后微甜
	茜草	气微	味微苦，久嚼刺舌
	蒲黄	气微	味淡
	白及	无臭	味苦，嚼之有黏性
	仙鹤草	气微	味微苦
	艾叶	气清香	味苦

化痰止咳平喘药	药名	气味	味道
	半夏	无臭	味辛辣、麻舌而刺喉
	皂荚	气特异	味辛辣
	旋覆花	气微	味微苦
	浙贝母	气微	味微苦
	瓜蒌	气如焦糖	味微酸、甜
	竹茹	气清香	味淡
	前胡	气芳香	味微苦而辛
	白前	气微	味微甜
	桔梗	气微	味微甘而后苦
	胖大海	气微	味淡，嚼之有黏性
	海藻	气腥	味咸
	昆布	气腥	味咸
	海浮石	气微弱	味淡

续表

	苦杏仁	气微	味苦
化痰 止咳 平喘 药	紫苏子	气清香	味微辛
	百部	气微	味甘、苦
	紫菀	气微香	味甜微苦
	款冬花	气清香	味微苦而辛
	枇杷叶	气微	味微苦
	白果	气微	味甘、微苦涩

	药名	气味	味道
安神 药	磁石	有土腥气	无味
	龙骨	无臭	无味
	琥珀	气无	味淡
	酸枣仁	气微	味淡
	柏子仁	气微香	味淡而有油腻感
	首乌藤	气无	味微苦涩
	合欢皮	气微香	味淡
	远志	气微	味苦、微辛，嚼之有刺喉感

	药名	气味	味道
开窍 药	冰片	气清香	味辛凉
	石菖蒲	气芳香	味苦微辛
	苏合香	气芳香	味苦辛，嚼之黏牙
	麝香	有强烈而特异的香气	味微辣、微苦带咸

	药名	气味	味道
收涩 药	麻黄根	无臭	味微苦
	浮小麦	气无	味淡
	乌梅	气微	味极酸
	诃子	气微	味酸涩后甜
	赤石脂	有泥土气	味淡
	山萸肉	气微	味酸、涩、微苦
	桑螵蛸	气微腥	味淡或微咸
	金樱子	气微	味甘、微涩
	海螵蛸	气微腥	味微咸
	芡实	无臭	味淡

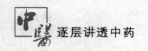

	药名	气味	味道
攻毒杀虫止痒药	雄黄	微有特异的臭气	味淡
	硫黄	有特异的臭气	味淡
	白矾	气微	味微甜而涩
	蛇床子	气香	味辛凉，有麻舌感
	大蒜	有浓烈的蒜臭	味辛辣

	药名	气味	味道
拔毒化腐生肌药	炉甘石	气微	味微涩
	硼砂	气无	味咸苦

2. 以质地调虚实（畅气机）

质地重的下沉，能引气下行，在气的下行过程中，实邪得消。如临床上见到的积食病人，自述心口部位堵闷，不想吃饭，吃饭后更严重。这时，不管有没有本虚的情况存在，在祛实时，用代赭石、磁石伍以神曲麦芽（一是消食，二是防止这两种药伤胃）、大腹子、厚朴（下通肠滞，给上面来的东西腾出地方）等，效果很好。

质地轻的升浮，能引气上行，在气上行的过程中，虚象可除。如临床上见到的小腹重坠、脱肛等病人，就可以应用质地较轻的黄芪、防风、葛根等来治疗，如《医林改错》上的黄芪防风汤等。

3. 用中药学教材上的分类药物来调虚实

《中药学》中谈的补虚药，就是治疗虚证的用药。

治疗实证的：理气药和平肝熄风药是消除气滞气逆的；活血化瘀药是消除血瘀的；化湿药、利水渗湿药是消除痰湿水饮的；消食药和涌吐药是消除积食的（当然，涌吐药还能治疗痰湿壅滞等病证）；泻下药是治疗肠滞的；驱虫药是治疗虫积的。

关于结石的治疗用药，散在于其他类的中药中，这里，就先不谈了。

常用的补虚药有补气的人参、西洋参、党参、太子参、黄芪、白术、山药、白扁豆、甘草、大枣、刺五加、绞股蓝、蜂蜜、饴糖；补阳的鹿茸、紫河车、淫羊藿、巴戟天、仙茅、杜仲、续断、肉苁蓉、锁阳、补骨脂、益智仁、菟丝子、蛤蚧、核桃仁、葫芦巴、韭菜子、冬虫夏草、阳起石、紫石英、海马、蛤蟆油；补血的当归、白芍、熟地、阿胶、何首乌、龙眼肉；补阴的北沙参、南沙参、百合、麦冬、天冬、石斛、玉竹、黄精、枸杞子、墨旱莲、女贞子、桑椹、黑芝麻、龟甲、鳖甲等。

常用的理气药有陈皮、青皮、枳实、木香、沉香、檀香、川楝子、乌药、荔枝核、香附、佛手、香橼、玫瑰花、薤白、大腹皮、九香虫等。

常用的平肝熄风药有平肝抑阳的石决明、珍珠母、牡蛎、代赭石、刺蒺藜，熄风止痉的羚羊角、牛黄、珍珠、钩藤、天麻、地龙、全蝎、蜈蚣、僵蚕等。

常用的活血化瘀药有活血止痛的川芎、延胡索、郁金、姜黄、乳香、没药、五灵脂、降香；活血调经的丹参、红花、桃仁、益母草、泽兰、牛膝、鸡血藤、王不留行、月季花；活血疗伤的土鳖虫、马钱子、自然铜、苏木、骨碎补、血竭、儿茶、刘寄奴；活血破癥的莪术、三棱、水蛭、斑蝥、穿山甲等。

常用的泻下药有攻下的大黄、芒硝、番泻叶、芦荟，润下的火麻仁、郁李仁、松子仁，峻下逐水的甘遂、京大戟、芫花、商陆、牵牛子、巴豆霜、千金子等。

常用的利水渗湿药有利水消肿的茯苓、薏苡仁、猪苓、泽泻、冬瓜皮、玉米须、香加皮；利尿通淋的车前子、滑石、木通、通草、瞿麦、萹蓄、地肤子、海金沙、石韦、灯心草、萆薢；利湿退黄的茵陈、金钱草、虎杖等。

常用的化湿药有藿香、佩兰、苍术、厚朴、砂仁、豆蔻、草果等。

常用的消食药有山楂、六神曲、麦芽、莱菔子、鸡内金等。

常用的涌吐药有常山、瓜蒂、胆矾、藜芦等。

常用的驱虫药有使君子、苦楝皮、槟榔、南瓜子、鹤虱、雷丸等。

临床上，当我们需要消除病态的时候，虚的，就补；实的，就泻。根据病情需要，往下泻的，可以用消食药、泻下药、利水渗湿药、驱虫药等；从上而出的，可以选用涌吐药。

四、平寒热

人体之病性，无非寒热，要么是热，要么是寒，要么就是寒热错杂。中药，讲究"四气"，即寒热温凉，加上平，就是前面谈的"五气"。

从理论上来讲，除了"平"，其余的四气均能平病性。所以明代缪希雍说"物有味必有气，有气斯有性"。说得更明白一点，除了"平"性之药，其余所有的药物都有平病性的作用。《中药学》中罗列出的清热药和温里药，就是说这些药物平病性的作用很强。下面，我简单地说一下。

清热药分为清热泻火药、清热燥湿药、清热解毒药、清热凉血药、清虚热药。

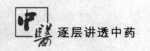

常用的清热泻火药有石膏、寒水石、知母、芦根、天花粉、竹叶、栀子、夏枯草、决明子等。

常用的清热燥湿药有黄芩、黄连、黄柏、龙胆、秦皮、苦参、白鲜皮等。

常用的清热解毒药有金银花（忍冬藤）、连翘、大青叶、板蓝根、青黛、贯众、蒲公英、紫花地丁、野菊花、重楼、漏芦、土茯苓、鱼腥草、败酱草、射干、山豆根、木蝴蝶、白头翁、马齿苋、鸦胆子、半边莲、白花蛇舌草、山慈菇、白蔹、四季青、绿豆等。

常用的清热凉血药有生地、玄参、牡丹皮、赤芍、紫草、水牛角等。

常用的清虚热药有青蒿、白薇、地骨皮、银柴胡、胡黄连。

常用的温里药有附子、干姜、肉桂、吴茱萸、小茴香、丁香、高良姜、胡椒、花椒等。

虽然这里我们谈的是单味药的应用，但是，我还是要说：当我们需要平病性的时候，既可以应用药物本身具备的寒热温凉之性来平之，也可以加用清热药或者温里药来平之。

最后，我说几个平病性的单味药的应用病案，以供参考。

在 1988 年第 3 期《中国肛肠病杂志》上徐云庚介绍治疗肛窦炎、肛乳头炎：用野菊花栓剂（每枚相当于生药 4 克）纳入肛内，每日早晚各 1 枚，10～15 天为 1 个疗程，一般用药 10 天。治疗本病 50 例，均愈。

在 1986 年第 2 期《中国肛肠病杂志》上颜赐坤介绍治疗痔疮：每日用鲜金钱草 100 克（干品减半）煎服。治疗 30 余例，一般 1～3 剂即可消肿止痛，对内、外痔均有疗效。

在 1983 年第 1 期《陕西中医》上刘济群介绍：用肉桂 9 克（研细末），日 1 剂，分 3 次冲服。治疗老年支管肺炎（属肾阳虚衰者）多例，均于 2 周内痊愈。

在 1990 年第 2 期《湖南中医杂志》上钟兰桂等介绍：夏某，男，35 岁。患胃痛 4 年，遇冷即发，近因受寒，胃痛又作，口吐清涎，肢冷，舌质淡，苔薄白，脉沉弦。用吴茱萸粉 5 克，生姜汤送服，2 剂痛止。

五、除表象

表象，就是患者表现出来的症状和体征。

《中药学》中的止血药、化痰止咳平喘药、安神药、开窍药、收涩药、攻毒杀虫止痒药、拔毒化腐生肌药等都是消除表象的药物。

常用的止血药有凉血止血的小蓟、大蓟、地榆、槐花、侧柏叶、白茅根；化瘀止血的三七、茜草、蒲黄、花蕊石；收敛止血的白及、仙鹤草、棕榈炭、血余炭、藕节；温经止血的艾叶、炮姜、灶心土等。

常用的化痰止咳平喘药有温化寒痰的半夏、天南星、白附子、芥子、皂荚、旋覆花、白前；清化热痰的川贝母、浙贝母、瓜蒌、竹茹、天竺黄、前胡、桔梗、胖大海、海藻、昆布、海蛤壳、海浮石、瓦楞子、礞石；止咳平喘的苦杏仁、紫苏子、百部、紫菀、款冬花、马兜铃、枇杷叶、桑白皮、葶苈子、白果等。

常用的安神药有重镇安神的朱砂、磁石、龙骨、琥珀；养心安神的酸枣仁、柏子仁、灵芝、首乌藤、合欢皮、远志等。

常用的开窍药有麝香、冰片、苏合香、石菖蒲等。

常用的收涩药有固表止汗的麻黄根、浮小麦，敛肺涩肠的五味子、乌梅、五倍子、诃子、石榴皮、赤石脂、肉豆蔻、禹余粮；固精缩尿止带的山萸肉、覆盆子、桑螵蛸、金樱子、海螵蛸、莲子、芡实等。

常用的攻毒杀虫止痒药有雄黄、硫黄、白矾、蛇床子、蜂房、樟脑、蟾酥、大蒜等。

常用的拔毒化腐生肌药有红粉、轻粉、砒石、铅丹、炉甘石、硼砂等。

临床上，根据患者的表象不同，可以加用合适的治疗药物，比如咳嗽的，就加上止咳药；有汗的，就加上固表止汗的药；遗尿的，就加上缩尿的药；遗精的，就加上固精的药；瘙痒的，就加上止痒的药；失眠的，就加上安神药；出血的，就加上止血药；有痰的，就加上祛痰药；闭证神昏的，可以加上开窍药，等等。

这里，我要说两点：一是中药学上的中药，在前面五脏用药中也谈了很多，这里又谈，不是重复，而是用药的角度不同；二是药物合用时，需注意配伍，做到有方有药，这点，会在后面详谈的。

第二节　单味药应用的个性法则

对人来说，有什么样的性格就有什么样的命运；对药物来说，有什么样的物质构成就具有什么样的功能。单味药应用的个性法则就是根据各自的物质构成而发挥各自的功能。这也是中药药理学中的内容。

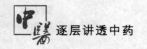

中药药理学中的内容，不能全信，这是因为中药的应用是在"有是证，用是药"的前提下进行的，而中药药理实验却是在"无是证，用是药"的情况下得出结论的；还有，药理的得出，更多的是根据所含物质进行实验推理论证的，而这却恰恰是其最大缺陷，这是因为中药的功能，不仅仅是主要成分在起作用，其他的非主要甚至是微量成分有时候也会起最主要的作用。比如"石膏被证明有解热作用，但纯品石膏无解热作用，故认为天然石膏的解热作用与其中含有的杂质有关，退热作用与主成分钙无关"，还有海参和泥鳅的"争战"，竟然有人将所含的成分做了比较，说海参的应用价值还不如泥鳅，真是可笑，黑海参的同时不能侮辱大众的智商吧。想想看，生活当中，按理来说，谁的柴多，谁的"火"就旺，这个是没错的，但是，你的柴再多，没有点火的东西，还是没用。虽然，就体积而言，点火的东西有时候可以忽略不计。

瑕不掩瑜，对于中药药理，我们又不能不信，因为这是根据实验验证所得，有一定的可靠性。

首先，给我们提供了更多的信息：比如我们常说的"血见黑即止"，也就是说把药物炒成炭后，止血作用更强，但是，实验研究发现，生地榆比地榆炭的止血作用要强；紫菀的祛痰作用明显优于枇杷叶；使君子、槟榔、南瓜子等的杀虫作用有什么不同等等。

其次，扩大了中药的应用范围，比如紫苏子能提高学习能力，苦参有很好的强心作用，白矾能快速的降低转氨酶等等。

鉴于此，临床用药也就多了一种选择，比如过来一个中寒的病人，寒象明显，但患者的血糖很高，这时，就可以选用肉桂来治疗，因为肉桂有降血糖的作用，而其他的附子、干姜都没有此作用。

然而，有人却滥用这种"选择"，把中药当做西药用，见到西医的炎性病症，就用具有消炎的中药，根本不加辨证，不从中医上判断寒热虚实，也没有考虑药物的功能特点，没有遵循中药的应用原则，这是万万不可取的。

这里，我简单地说一下常用发散风寒药的应用，其他药物的应用，仿之即可。

一、解表药

（一）发散风寒药

1. 麻黄

（1）发汗、解热及抗菌抗病毒作用。麻黄挥发油在人处于高温时具有发汗解热作用，但对正常体温无影响。对流感病毒也有明显的抑制作用。

我们可以利用麻黄的这一点，见到风寒感冒没有汗且发高烧的病人，就可以应用麻黄来发汗，比如我们常用的麻黄汤，就是用来治疗风寒感冒导致的无汗高热证的；见到流感病人，也可以加用麻黄来治疗。

（2）拟肾上腺作用。麻黄能使支气管黏膜肿胀缓解、支气管平滑肌松弛而具平喘作用；使皮肤、黏膜及内脏血管收缩，心率加快，心收缩力加强，输出量增加，冠状动脉、骨骼肌血管扩张而呈升压作用。其平喘及升压作用均较持久而缓慢，短期内反复应用易产生耐药性。

由于麻黄有平喘作用，故而，见到咳喘的病证，我们就可以应用麻黄来治疗，风寒导致的，应用三拗汤（麻黄、杏仁、甘草）来治疗；有痰饮的，可以应用小青龙汤（麻黄、细辛、干姜、半夏、五味子）来治疗；内热引起的，可以用麻杏石甘汤（麻黄、杏仁、生石膏、生甘草）来治疗。

在1978年第三期的《赤脚医生杂志》上介绍：用炙麻黄、白糖各31克，先煎麻黄2次，将药液合兑，加入白糖，待冷后分6~8次服下，每日1剂。治疗小儿支气管哮喘20例，疗效满意。

注意，因为麻黄的药性较凉（这点已经在《其实中药不难学》中谈过道理了），且麻黄是向外排散的，故而，对于"吸多呼少"的热喘证，效果很好。

1991年第三期的《四川中医》上介绍治疗痰喘：取麻黄、吴茱萸、白芥子各等份，共为细末，加姜汁少许共捣成糊状，将药糊填入患者脐孔内，压紧按平，外以胶布固定，2天换药一次。一般10~15天即可痊愈。

注意，由于吴茱萸、白芥子、生姜均为热性，故而，这个方子针对寒喘效果好。

由于麻黄具有升压作用，所以，一般来说，高血压病人应用时一定要慎重。不过，有是证，用是药，《申江医萃续集内科名家董漱六学术经验集》中谈到说"剂量过小则疗效不著。对高血压的哮喘病人，只要配伍得当，一般亦无不良反应"。

当然，低血压的人患有风寒感冒后，就可以应用麻黄或者是麻黄汤来治疗了。

（3）抗过敏作用。对于过敏引起的皮肤瘙痒证，我们一般多用麻黄配伍生地、何首乌、浮萍、蝉蜕等来治疗。

（4）利尿作用。麻黄虽然有利尿作用，不过，因为质轻上浮，故而，很少有人单用麻黄来取效，既使癃闭病证也不例外，比如1987年第12期的《陕西中医》上谈到：石某，男，71岁。小便淋漓不畅5天，尿细如线，时

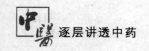

感腹胀满隐痛，舌尖红，苔白。经检查诊断为老年性前列腺炎，用抗生素及利尿药未效。证属肺失宣降，水道不利。治宜宣通肺气，通利水道。处方：麻黄、桂枝、桑皮、杏仁各10克，甘草5克，石膏50克，生姜3片，大枣2枚。煎服3剂，小便通利。续服3剂，诸症皆除。

一般来说，风水有热的，我们常用越婢汤；水肿脉沉有寒的，我们常用麻黄附子甘草汤来治疗。

（5）兴奋中枢神经。麻黄的治疗剂量即可兴奋大脑皮质下中枢，引起精神兴奋、失眠；较大剂量可引起不安、震颤。故而，对于失眠病人或者精神亢奋的患者，我们应该禁用或者慎用麻黄来治疗。但对于临床上见到的一些抑郁病人来说，治疗时如果适当地加用点麻黄，则效果很好。

2. 桂枝

（1）发汗解热作用。桂枝煎剂及桂皮醛能通过中枢及末梢扩张皮肤血管而起发汗解热作用。

所以，临床上，桂枝对于有汗或者无汗的风寒感冒，均可以应用治疗，无汗的，可以配伍麻黄；有汗的，可以配伍白芍。对于发热的疾病，也可以加用桂枝来治疗，比如1986年第7期的《陕西中医》上就介绍一个病案：李某，女，18岁，午后低热半年余，体温37.3～37.9℃。诊见患者身体虚弱，恶风憎寒，四肢不温，动则汗出，舌苔正常，脉缓。治予桂枝汤2剂，清晨、中午各服1次。药尽热退，连服6剂病愈。

（2）抗菌、抗病毒作用。对更多的感冒，我们都可以加用桂枝来治疗。

（3）健胃、解痉止痛作用。对于消化性溃疡病，1963年第7期的《中医杂志》上刘善元介绍说用黄芪健中汤治疗50例，病程最长的11年，最短的2年，止疼有效的39例，无效的11例，有效率为78%。一般服药10～20剂即见效。关于解痉止痛，在1985年第1期的《江苏中医》上谈到治疗肌纤维炎的一个病例：陆某，44岁。颈部胀感僵硬不适，活动不便已4年。左手无名指及小指发麻，全身酸痛，下肢怕冷，舌淡苔白，脉细。经检查诊断为肌纤维炎。证属风寒痹阻。治以温通解肌。处方：桂枝、葛根、炙甘草各10克，生姜1片，大枣30克。煎服10剂，病情大减；继服10剂，诸症均瘥。

（4）桂皮油对子宫有特异性充血作用，并能扩张毛细血管。

故而，桂枝可以治疗子宫肌瘤，比如常用的桂枝茯苓丸中就有桂枝；也可以治疗外周血管特别是手臂部位的，需要扩张的疾病，比如冻疮，在1980年《新中医》上就谈到用桂枝60克，加水1000毫升，武火煎10分钟，待温后浸洗患处，每次 10～15 分钟，每日早晚各 1 次。治疗 14 例，效佳。一般 1～6 次即愈。

（5）桂皮醛有镇静、镇痛、抗惊厥作用。

桂枝还有一定的抗过敏作用。故而，1978 年第 1 期《新中医》上就介绍治疗过敏性鼻炎：用桂枝、芍药各 9 克，炙甘草 4.5 克，生姜 3 片，大枣 5 枚，水煎服；并以葶苈子 15 克，蝉蜕 9 克，研末分次冲服，日 1 剂。治疗本病 20 例，治愈 14 例，有效 4 例，2 例结果不明，服药最多者 14 剂，最少者 2 剂。

（6）利尿作用。经试验研究表明，五苓散中各单味药均具有利尿作用，不过，桂枝的作用最强。在 1985 年第 9 期的《四川中医》上，谈到用五苓散加茅根来治疗急性肾炎水肿 38 例，痊愈 36 例，显效 2 例。

（7）桂皮醛还有祛痰止咳作用。所以，对于外感风寒所致的咳嗽，不管是有痰还是无痰，均可以加用桂枝来治疗。

3. 生姜

（1）姜油能促进周围血液循环，服后自觉全身温暖，故能引起发汗。所以，针对需要发汗治疗的病证，就可以考虑应用生姜来治疗。对于全身发冷的病证，或者手脚发凉的病证，在治疗时也可以考虑应用生姜。

生姜治疗白癜风：以生姜片擦患处，至局部皮肤知热为度，每日 3～4 次，一般连续 2～3 个月，效果确实。（《浙江中医杂志》1966 年第 3 期）结合白芷也能治疗，故而，可以合用，还有穿山甲片，都可以治疗。先用穿山甲片刮拭之后，再用姜汁调的白芷粉外敷局部则更好。

（2）生姜能刺激胃液分泌，促进消化，姜酮和姜烯的混合物有镇痛作用。对于消化不良、胃痛，我们要想到生姜这味药。

（3）动物实验表明，生姜注射液有抗炎、消肿、镇痛作用。对于西医上谈到的炎性水肿疼痛类病证，要考虑应用生姜来治疗。

（4）生姜乙醇提取物对动物血管运动中枢、呼吸中枢及心脏有兴奋作用。口嚼生姜有升高血压的作用。对于抑郁类病证，西医谈到的心脏功能低下的病证，低血压的病证，就可以考虑应用生姜。

（5）生姜对伤寒杆菌、霍乱弧菌及阴道滴虫均有抑制作用。对于西医上的伤寒、霍乱病证，就可以考虑应用生姜；阴道滴虫病，现在很常见，一般来说，可以应用煎煮生姜的水来外洗局部。当然，在水里面加适量的醋则更好。

（6）利胆保肝作用。生姜对大鼠有明显的利胆作用；生姜油对损伤的大、小鼠肝细胞均有一定的保护作用。对于胆囊炎，胆结石胆汁流出不畅，肝脏

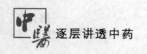

受损的病证，辨证属于中医寒证者，就可以应用生姜来治疗。

4. 荆芥

（1）荆芥煎剂及乙醇浸剂有微弱的解热作用，荆芥挥发油有明显的镇痛和抗炎作用，另外，荆芥还有抗过敏作用。

由于荆芥的解热作用弱而不强，故而，在遇到发热病人的时候，可以适当地考虑。

对于炎性疼痛的病人，病位属阳者，就可以考虑应用荆芥来治疗。

对于一些过敏病证，病位属阳，中医辨证为寒者，就可以应用荆芥来治疗。

（2）荆芥油有较好的支气管扩张作用而能平喘。荆芥煎剂及乙醇浸剂能直接松弛豚鼠支气管平滑肌。

对于因寒所致的咳喘病证，完全可以单用或加用荆芥来治疗。

（3）抗菌作用。煎剂体外实验对金黄色葡萄球菌及白喉杆菌有较强的抗菌作用，对炭疽杆菌、乙型链球菌、伤寒杆菌、痢疾杆菌、绿脓杆菌、人性结核杆菌等也有一定的抑制作用。

对于西医上这些细菌引起的病证，可以考虑应用荆芥，当然，要注意病位、病性等。

（4）荆芥炒成炭后，能使出血时间和凝血时间缩短而起止血作用，但生品则无此作用。见到一些出血病症，可以考虑应用荆芥炭来治疗。

5. 防风

（1）解热作用。防风煎剂和浸剂给人工发热家兔应用，有中等度的解热作用，且煎剂比浸剂的作用强。鉴于此，对于外感风寒发热的疾病，水煎服防风，效果好。轻证单用，病重者，配伍其他药一起应用。

（2）镇痛抗炎作用。对于炎性疼痛类病证，由于防风内外表里均可到达，故而，都可以应用。

（3）抗菌作用，煎剂对多种痢疾杆菌、枯草杆菌具有强烈的抗菌作用。对某些皮肤癣菌也有抑制作用。对于由这些细菌引起的病证，就可以考虑应用防风来治疗。

（4）防风的水提取物具有明显增强免疫和抗过敏作用。对于免疫力低下、有过敏反应的病证，都可以考虑应用防风来治疗。

6. 羌活

（1）抗炎、镇痛、解热作用。临床上遇到炎性疼痛，发热性的疾病，就可以考虑应用羌活来治疗，因寒者，用春季采挖的羌活；因热者，用秋季采挖的羌活。

（2）对皮肤真菌、布氏杆菌有抑制作用。遇到由这些细菌所致的病证，可以考虑应用羌活来治疗。

（3）羌活挥发油能对抗垂体后叶素引起的心肌缺血和增加心肌营养性血流量。缺血性心脏病和心肌营养不良性病证，就可以考虑应用羌活来治疗。

（4）羌活水溶部分有抗实验性心律失常作用。心律失常时，可以水煎羌活来治疗。不过，因寒者，用春季采挖的羌活；因热者，用秋季采挖的羌活。

（5）羌活对小鼠迟发性过敏反应有抑制作用。见到过敏性病证，要想到羌活的应用。

7. 白芷

（1）抗菌作用。白芷煎剂对大肠杆菌、痢疾杆菌、伤寒杆菌、副伤寒杆菌、绿脓杆菌、变形杆菌、霍乱弧菌等有一定的抑制作用。对人形结核杆菌有显著的抑制作用。水浸剂对皮肤致病真菌有一定的抑制作用。

临床上遇到因这些细菌所致的病证，就可以考虑应用白芷来治疗。

（2）中枢兴奋作用。小量白芷毒素对动物延髓血管运动中枢、呼吸中枢、迷走神经及脊髓都有兴奋作用，能使血压升高，脉搏变慢，呼吸加深，并能引起流涎呕吐；大量使用能引起强制性间歇性痉挛，继之全身麻痹。白芷还能对抗蛇毒引起的中枢神经抑制。

临床应用白芷的时候，要注意用量的大小，对于白芷的适应证且病人自述血压高者，用量要大；兼有低血压者，用量要小。

（3）所含的有些成分能治疗白癜风和银屑病。

遇见这两种病证，就可以应用白芷来治疗，不过需注意，因热所致的，一定要配伍其他平病性的药物一起应用。

（4）所含的当归素等有扩张冠状动脉血管的作用。

对于冠状动脉血流不畅的病人，就可以考虑白芷的应用。

8. 细辛

（1）细辛挥发油具有解热、镇静、镇痛、抗炎、表面麻醉及浸润麻醉作用。

对于中医辨证为寒的发热、神志活动亢进、炎性疼痛的患者，可以应用细辛来治疗；需要体表止疼的患者，也可以用细辛来治疗。不过，这个时候，要么就外用细辛粉（把细辛研成粉末），要么就酒精（白酒也可以）浸泡细辛后外用，要么短时间的水煎细辛（以防止大量挥发油的散失）外敷，则效果更好。

（2）细辛水及醇提取物可使速发型变态反应过敏介质释放量减少40%以上。过敏反应因寒所致的，可以考虑细辛的应用。

（3）细辛大剂量挥发油可使中枢神经系统先兴奋后抑制，显示一定不良反应。

前人谓"细辛不过钱"，就是说细辛有毒，大剂量不合理的应用之后，会使人中毒，严重者，可导致死亡。所以，在应用细辛散剂治疗的时候，量一定要小。当水煎服用的时候，剂量可以大，不过，煎煮时间要长，因为长时间（30分钟以上）水煎之后，细辛的有毒成分黄樟醚的含量就大大减少，不会引起中毒，这也是有资料显示有人用细辛量至120克的原因。

（4）体外实验显示细辛挥发油对革兰阳性菌、枯草杆菌、伤寒杆菌及多种真菌有一定的抑制作用。

遇到中医辨证为寒的这些细菌所致的病证，就可以直接应用细辛来治疗。

（5）细辛有强心、扩张血管、松弛平滑肌、增强脂质代谢、升高血糖等作用，对细胞免疫、体液免疫均有抑制作用。

遇到中医辨证为寒的，心功能衰减、血液循环不良、平滑肌紧张、脂质代谢异常、血糖低的患者，就可以应用细辛来治疗。

9. 苍耳子

（1）所含苷类物质对正常动物有显著的降低血糖作用，甚者可致惊厥和死亡。

临床上见到血糖高者，均可以应用苍耳子来治疗，不过，中医辨证因热者，可以单用，也可以配伍；中医辨证因寒者，一定要配伍其他药来平病性。

（2）苍耳子煎剂具有镇咳及抑制心脏的作用。酊剂对蛙有呼吸兴奋作用，大剂量则呈抑制作用。

咳嗽因寒所致的，应用苍耳子来治疗，为正治。不过，一定要注意用量，千万不能过大。

（3）苍耳子煎剂对金黄色葡萄球菌及肺炎双球菌有抑制作用，尚有抗真菌作用。

临床上见到这些细菌引起的病证，可以考虑应用苍耳子，不过，需要辨证中医的寒热。

10. 辛夷

（1）辛夷挥发油乳剂具有收敛作用，能保护黏膜表面，并能使微血管扩张局部血液循环改善。也可促进分泌物的吸收，使炎症消退，鼻腔通畅。

对于鼻塞不通的病证，中医辨证属寒者，应用辛夷治疗，效果很好。

（2）辛夷煎剂对多种致病性皮肤真菌有抑制作用。高浓度制剂对白色念珠菌、金黄色葡萄球菌、白喉杆菌、炭疽杆菌及流感病毒等有不同程度的抑制作用。

对这些细菌引起的病证，中医辨证属寒、病位属阳者，可以直接应用辛夷来治疗。

（3）辛夷水或醇提取物静注、肌注或腹腔注射，均有降压作用。口服时降压作用不明显。

当辛夷水煎服用时，不必考虑血压的问题。

（4）辛夷有浸润麻醉作用。辛夷挥发油有一定的镇痛镇静作用。

对于因寒所致的皮肤疼痛、头部疼痛者，就可以应用辛夷来治疗。

（5）煎剂和流浸膏能兴奋子宫。此成分为溶于水及乙醇的非挥发性物质。所以，孕妇禁用辛夷。

（二）发散风热药

1. 薄荷

（1）薄荷油内服通过兴奋中枢神经系统，使皮肤毛细血管扩张，促进汗腺分泌，增加散热而起到发汗解热作用。

（2）薄荷油能抑制胃肠平滑肌收缩，能对抗乙酰胆碱而呈现解痉作用。

（3）薄荷醇有利胆作用。

（4）薄荷油外用，能刺激神经末梢的冷感受器而产生冷感，并反射性的造成深部组织血管的变化而起到消炎、止痛、止痒、局部麻醉和抗刺激作用。

（5）薄荷还有祛痰、止咳、抗着床、抗早孕、抗病原微生物等作用。

2. 牛蒡子

（1）牛蒡子水煎剂对肺炎双球菌有显著的抗菌作用。

（2）水浸剂对多种致病性皮肤真菌有不同程度的抑制作用。

（3）牛蒡子有解热、利尿、降低血糖、抗肿瘤作用。

（4）牛蒡子苷有抗肾病变作用。

（5）对实验性肾病大鼠可抑制尿蛋白排泄增加，并能改善血清生化指标。

3. 蝉蜕

（1）蝉蜕有抗惊厥、镇静及解热作用。抗惊厥作用，头足不如腹身；解热作用，头足部较身为强。

（2）具有免疫抑制和抗过敏作用。

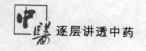

4. 桑叶

（1）桑叶煎剂对金黄色葡萄球菌、乙型溶血性链球菌、白喉杆菌、炭疽杆菌均有较强的抗菌作用；对大肠杆菌、绿脓杆菌、伤寒杆菌、痢疾杆菌也有一定的抗菌作用。对钩端螺旋体有抑杀作用。

（2）桑叶中的脱皮固醇有降血糖的作用，脱皮激素还能降低血脂。

（3）桑叶所含的芸香苷和槲皮素能保持毛细血管正常抵抗力，减少通透性，起止血作用，并能减少渗出而起消炎作用。

（4）槲皮素对肠、支气管有解痉作用，并能减少胃溃疡病灶数目。

5. 菊花

（1）菊花水浸或煎剂体外实验，对金黄色葡萄球菌、乙型溶血性链球菌、多种致病性杆菌及皮肤真菌具有一定的抑制作用；高浓度对流感病毒 PR8 及钩端螺旋体也有抑制作用。杭菊全草的提取物则无抗菌活性。

（2）菊花制剂能扩张冠脉，增加冠脉血流量，从而减轻心肌缺血状态，能抑制局部毛细血管通透性。菊苷具有降压作用。

（3）对人工发热家兔有解热作用，此与其对中枢神经系统的抑制作用有关。

6. 葛根

（1）改善冠状动脉循环。葛根素尚能抑制血小板聚集。

（2）扩张脑血管、外周血管，葛根中的总黄酮和黄豆苷原还有抗缺氧作用。

（3）具有双向调节血压的作用；具有抗快速心律的作用。

（4）葛根醇浸剂具有解热作用，但煎剂解热作用甚微。

（5）解痉作用。对处于正常状态下的大鼠离体回肠也有明显的松弛作用。

（6）葛根煎剂有轻微的降血糖作用。

（7）给小鼠口服葛根煎剂具有避孕作用，此可能与葛根异黄酮的女性雌激素作用有关。

7. 柴胡

（1）柴胡具有明显的解热、镇静、镇痛、镇咳等广泛性中枢抑制作用。

（2）具有抗炎作用。柴胡皂苷的抗炎强度与泼尼松龙相似，抗肉芽肿增生比抗渗出作用为强。

（3）具有明显的保肝和利胆作用。柴胡制剂能改善肝功能，防止脂肪变及纤维增生，降低转氨酶，对动物实验性肝损伤具有明显对抗作用。如配伍甘草（干柴合剂）则效果更好。还能增加胆汁及粪便的排泄。

（4）具有一定的抗溃疡作用。柴胡粗皂苷对动物实验性胃溃疡具有防治效果。

（5）柴胡皂苷能降低实验性血浆胆固醇、甘油三酯和磷脂水平，且对甘油三酯作用比胆固醇更明显。尚有降低兔的血压作用。

（6）柴胡可能对体液免疫和细胞免疫有增强作用，并能增强大鼠的蛋白质生物合成。

（7）柴胡煎剂对溶血性链球菌、霍乱弧菌、结核杆菌和钩端螺旋体均有一定的抑制作用，对流感病毒也有较强的抑制作用，还有抗肝炎病毒和抑制Ⅰ型脊髓炎病毒引起的细胞变性的作用。

（8）柴胡皂苷有较强的溶血及局部刺激作用。有报道应用柴胡注射液引起过敏反应者。

8. 升麻

（1）升麻提取物有解热、抗炎、镇痛、抗惊厥、解毒等作用。

（2）能抑制心脏，减慢心率，降低血压，并能抑制离体肠管与妊娠子宫，但对膀胱和未孕子宫则呈兴奋作用。

（3）对结核杆菌和部分皮肤真菌有抑制作用。

（4）因含苦味素，若服过量，能使肌肉放松，头晕目眩，呕吐。

二、清热药

1. 石膏

（1）石膏对内毒素发热有明显的解热效果，且用石膏解热而不发汗，作用快而维持时间短，知母的解热作用慢而持久。故二者配合有协同作用。但亦有实验认为石膏没有退热作用。

（2）石膏有减轻大鼠的口渴的作用。

（3）石膏能增强巨噬细胞的吞噬能力，对机体免疫力有一定的促进作用。

（4）石膏能缩短凝血时间，促进胆汁排泄并有利尿作用。

（5）小剂量石膏有强心作用，大剂量则抑制之。煅石膏能收敛黏膜，减少分泌。

2. 栀子

（1）栀子醇提物有镇静作用，能减少小鼠的自发活动。还能降温。

（2）栀子对金黄色葡萄球菌、脑膜炎双球菌、奈瑟卡他球菌及多种皮肤

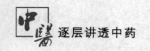

真菌有抑制作用。水煎剂能杀死钩端螺旋体和血吸虫成虫。

（3）栀子煎剂和醇提取物，口服或腹腔注射，对动物有持久的降压作用。静脉给药则降压迅速而短暂。

（4）栀子有利胆及一定的保肝作用。

3. 黄芩

（1）抗病原微生物作用。黄芩抗菌谱较广。

（2）抗炎、抗过敏作用。

（3）降脂、护肝、利胆作用。

（4）镇静降压作用。

（5）抗氧化、抗血栓形成作用。

4. 黄连

（1）抗病原微生物作用。黄连有较强的广谱抗菌作用。

（2）对心血管系统的影响。小檗碱有明显的广谱抗心律失常作用，临床证明对多种原因引起的室性或房性心律失常均有效，还能兴奋心脏，增强心肌收缩力，降低心肌耗氧量，对缺血性心肌起保护作用。也能降低动脉压，以舒张压降低尤为显著。降压的同时还能扩张外周阻力，血管及容量血管，从而减轻心脏前后负担。

（3）解热抗炎作用。对急慢性炎症均有抑制效应。

（4）利胆、抗溃疡作用。黄连、小檗碱有利胆作用，增加胆汁生成，并降低血清胆固醇；也有明显抗应激性溃疡和抑制胃酸分泌的作用，黄连常用于胃出血可能与此有关。

（5）增强免疫功能和抗毒作用。实验证明黄连素在动物体内或体外，均可增强白细胞吞噬金黄色葡萄球菌的能力及增强网状内皮系统的吞噬功能。黄连素对多种细菌毒素有明显的拮抗作用。

（6）黄连素还有降血糖、防癌及抑制血小板聚集的作用。

5. 黄柏

（1）抗病原微生物作用。黄柏水煎剂对多种细菌都有抑制作用，对真菌也有较强的抑制作用，并有较强的杀灭钩端螺旋体的作用以及抑制乙型肝炎病毒的作用。

（2）降压作用。

（3）镇咳祛痰作用。

（4）有降血糖的作用，黄柏碱有一定的肌肉松弛作用，黄柏能明显促进小鼠抗体的生成。

6. 苦参

（1）对心血管系统的作用：加强心肌收缩力，减慢心率；扩张血管，抗心肌缺血；抗心律失常。

（2）抗病原微生物作用。

（3）抗炎作用。

（4）抗过敏、平喘作用。

（5）升高白细胞作用。

（6）抗肿瘤作用。

（7）苦参对中枢神经系统有抑制作用，可用于烦躁失眠症。还有利尿、降血脂、降血压作用。

7. 生地

（1）抗炎、抗菌作用。水煎剂对实验性甲醛性关节炎有显著的抑制作用，使其脚肿明显消退。

（2）对肾上腺皮质功能及皮质醇分解代谢的影响。单味生地或与知母、甘草配伍，均能拮抗地塞米松对脑垂体－肾上腺皮质系统的抑制作用，从而使血浆皮质酮浓度升高。生地可能有皮质激素样免疫抑制作用，而无外源性皮质激素使肾上腺皮质抑制或萎缩作用。

（3）对血糖的影响。生地能降低血糖，对抗党参引起的血糖增高；防止肝糖原减少。也有报告地黄对兔正常血糖并无影响，甚至可升高大鼠的血糖，这可能是由于地黄水煎浸膏剂中含有大量碳水化合物所致。

（4）对心血管系统的影响。地黄醇浸膏一定剂量（1%），对衰弱心脏有显著的强心作用，其主要作用在于心肌；低浓度地黄浸膏使血管收缩，高浓度则使之扩张。还能使血压升高，其作用可能是中枢性的。

（5）地黄醇提取物或地黄炭均有加速血液凝固的作用；有一定的抗放射损伤作用；对实验性小鼠四氯化碳中毒性肝炎有保护肝脏作用；并有利尿作用，此与强心和扩张肾脏血管有关。此外还有解热作用。

8. 牡丹皮

（1）抗菌作用。牡丹皮煎剂对金黄色葡萄球菌、溶血性链球菌、肺炎双球菌、霍乱弧菌、枯草杆菌、大肠杆菌、伤寒杆菌、副伤寒杆菌、变形杆菌、绿脓杆菌、百日咳杆菌等，均有明显的抗菌作用。

（2）抗炎、抗变态反应作用。

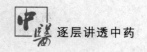

（3）对中枢神经系统的作用。丹皮酚具有镇痛、镇静、抗惊厥、解热等中枢抑制作用。

（4）对心血管系统的作用。丹皮乙醇提取液，能增加实验性心肌缺血时的冠脉流量，降低心输出量，降低心肌耗氧量，且作用持续时间较长。

（5）降压作用。

（6）抗早孕作用。

（7）抗应激性溃疡作用。

9. 紫草

（1）抗病原微生物作用。对金黄色葡萄球菌、大肠杆菌、伤寒杆菌、痢疾杆菌、绿脓杆菌以及某些皮肤真菌、流感病毒等有抑制作用。对乙型肝炎表面抗原有抑制免疫反应作用。紫草水煎提取物、紫草多糖对单纯疱疹病毒有明显抑制作用。

（2）抗炎、解热作用。

（3）避孕作用。紫草可明显抑制动物发情周期及生育能力，停药后可恢复。

（4）强心作用。静脉注射紫草有强心作用。有的说紫草煎剂对心功能的影响，小量则兴奋，大量则抑制。

（5）对抗肝素的凝血作用。

（6）有一定的抗肿瘤作用。

10. 金银花

（1）抗病原微生物作用。实验证明金银花对各种致病菌、病毒都有不同程度的抑制作用。抑菌主要成分是绿原酸、异绿原酸、黄酮类物质。

（2）增强免疫功能。能促进淋巴细胞转化，增强白细胞的吞噬功能。

（3）抗炎、解热作用。对炎症早期的毛细血管通透性增高和渗出性水肿有明显的抑制作用。对实验性动物的发热模型有明显的退热作用。

（4）降血脂作用。金银花能与胆固醇结合，减少肠道内胆固醇的吸收，降低血浆中胆固醇的含量。

11. 板蓝根

（1）抗病原微生物作用。板蓝根对多种革兰阳性菌、革兰阴性菌及病毒有抑制作用。板蓝根注射液对流感病毒有明显抑制作用；对乙型肝炎表面抗原也有抑制作用；还能杀灭钩端螺旋体。

（2）增强免疫功能。板蓝根多糖可显著增强免疫功能。实验表明，能明显增加正常小鼠脾重、白细胞总数及淋巴细胞数；增加小鼠外周 T 淋巴细胞的百分率，并明显降低泼尼松所致的免疫抑制作用；还能促进单核巨噬细胞系统的功能。

（3）板蓝根中所含的青黛酮等成分，对由 ADP 诱导的血小板聚集有一定的抑制作用。

12. 蒲公英

（1）蒲公英煎剂对金黄色葡萄球菌、溶血性链球菌及卡他双球菌有较强的杀灭作用，对肺炎双球菌、脑膜炎双球菌、白喉杆菌、变形杆菌、痢疾杆菌、绿脓杆菌等也有一定的杀菌作用，对某些病毒、真菌以及钩端螺旋体也有抑制作用。

（2）蒲公英煎剂在体外能显著提高外周淋巴细胞母细胞转化率，能激发机体免疫功能。

（3）蒲公英可增加胆汁分泌，有利胆保肝作用，且较茵陈显著。蒲公英中含有大量的钾，所以有利尿作用。内服蒲公英叶片浸剂，能促进乳汁分泌。尚有苦味健胃及轻度泻下作用。

13. 白头翁

（1）白头翁的煎剂、乙醇提取物于体内外均有明显抗菌作用。以金黄色葡萄球菌、绿脓杆菌最为敏感，对痢疾杆菌、伤寒杆菌、沙门杆菌、枯草杆菌、白喉杆菌、结核杆菌、链球菌及皮肤真菌、白色念珠菌、酵母菌、锥虫等，也有不同程度的抑制作用。

（2）煎剂及其皂苷于体内外均能明显抗阿米巴原虫。白头翁对阴道滴虫也有明显杀灭作用。

（3）白头翁根中所含的白头翁素是一种很强的心脏毒素，而白头翁的去根全草则有强心作用。

（4）白头翁乙醇提取物具有一定的镇静、镇痛作用。对流感病毒有轻度抑制作用。

（5）原白头翁素具有挥发性，对皮肤黏膜有强烈的刺激性；接触皮肤可引起皮炎、发泡；接触咽部可引起流泪；吸入可引起喷嚏、咳嗽；服后则引起流涎、胃肠炎症、呕吐腹痛、肾炎、血尿及心力衰竭，并可因呼吸衰竭而死亡。新鲜的白头翁全草捣碎可因原白头翁素逸出而出现上述局部刺激作用。但经加热、久贮后原白头翁素聚合为白头翁素，即丧失其刺激性，故白头翁煎剂的毒性很低。

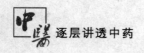

14. 马鞭草

（1）有抗疟作用。

（2）有抗菌、抗病毒作用。对金黄色葡萄球菌、福氏痢疾杆菌、白喉杆菌等可产生抑制效果，并能杀死钩端螺旋体，此外，尚有抗白喉病毒素及镇痛消炎作用。

（3）有镇咳作用。

（4）有止血作用。

15. 青蒿

（1）本品乙醚提取中性部分和其稀醇浸膏有显著抗疟作用。

（2）青蒿素及其衍生物具有抗动物血吸虫的作用。

（3）青蒿素、青蒿醚、青蒿琥酯均能促进机体细胞的免疫作用。

（4）青蒿素可减慢心率、抑制心肌收缩力、降低冠脉流量以及降低血压。

（5）青蒿对多种细菌、病毒具有杀伤作用。

（6）有较好的解热、镇痛作用，与金银花有协同作用，退热迅速而持久。

（7）蒿甲醚有辐射防护作用。

（8）青蒿素对实验性矽肺有明显疗效。

（9）研究表明青蒿琥酯在体外对人肝癌细胞有明显的细胞毒作用，体内实验对小鼠肝癌有抗肝肿瘤作用，并与 5 - 氟尿嘧啶有协同抗癌作用。

（10）此外，青蒿的特殊毒性实验结果提示，青蒿素可能有遗传毒性，青蒿酯钠有明显的胚胎毒作用，妊娠早期给药，可致胚胎骨髓发育迟缓。

16. 地骨皮

（1）地骨皮的乙醇提取物、水提取物及乙醚残渣水提取物、甜菜碱等均有较强的解热作用。

（2）地骨皮煎剂及浸膏具有降血糖和降血脂作用。

（3）地骨皮浸剂、煎剂、酊剂及注射剂均有明显降压作用且可能伴有心率减慢。

（4）地骨皮水煎剂有免疫调节作用，又有抗微生物作用，其对伤寒杆菌、甲型副伤寒杆菌及福氏痢疾杆菌有较强的抑制作用，对流感亚洲甲型京科 68-1 病毒株有抑制其致细胞病变作用。

（5）此外，100% 地骨皮注射液对离体子宫有显著兴奋作用。

（6）地骨皮的 70% 乙醇渗滤法提取物，可明显提高痛阈，对物理性、化学性疼痛有明显的抑制作用。

三、泻下药

1. 大黄

（1）泻下作用。大黄致泻的作用部位主要在大肠，能使中、远端结肠的张力增加，蠕动加快，并不妨碍小肠对营养物质的吸收。因其含有鞣质，具有收敛作用，故在致泻后可产生继发性便秘。实验研究证明，泻下作用是由肠道黏膜向肠管内分泌水分所致。

（2）对胃溃疡的影响。生大黄、酒炖大黄及大黄炭，均可明显的减轻胃部出血程度，显示对黏膜糜烂性胃出血有良好的止血作用。预防给药也有止血及减少出血灶发生的效应。实验证明，生大黄确实有对胃酸分泌的抑制作用，并可降低胃蛋白酶活性。

（3）对消化道运动的影响。大黄对肠道平滑肌因不同的部位，不同的功能而呈现出两种完全相反的效应：大黄对家兔和豚鼠的离体十二指肠呈抑制效应，使肠管收缩幅度减小，紧张度降低；大黄对家兔的在体十二指肠，同样呈抑制作用，使肠道平滑肌的峰电位消失，运动受到抑制；大黄对豚鼠的离体结肠呈兴奋作用。

（4）利胆作用。大黄能加强胆囊收缩，促进胆汁分泌，有利胆排石作用。

（5）止凝血作用。大黄能降低血管通透性，促进骨髓制造血小板并使毛细血管致密，改善脆性度。

2. 芒硝

（1）泻下作用。芒硝系含有杂质的硫酸钠，玄明粉则系纯粹的硫酸钠，内服后其硫酸离子不易被肠黏膜吸收，存留肠内成为高渗溶液，使肠内水分增加，引起机械刺激，促进肠蠕动。盐类对肠黏膜也有化学刺激作用，但并不损害肠黏膜。过浓的溶液到达十二指肠时，可引起幽门痉挛，从而延迟全部药物从胃中排空，同时可将组织中的水分吸入肠管，故服用时应饮大量的水以稀释之。服后 4~6 小时发生泻下作用，排出流体粪便。如用以治疗组织水肿，需少饮水。

（2）其他作用。实验性阑尾炎和阑尾穿孔的家兔，腹部外敷大黄、芒硝、大蒜加适量食醋的糊剂，对阑尾及脾脏的网状内皮系统有明显的刺激作用，使其增生现象与吞噬能力有所增强，阑尾炎症较对照组明显减轻。正常家兔右下腹部外敷大蒜芒硝糊剂，局部皮肤有发热、发红、起水疱等刺激症状，小肠及阑尾、袋状结肠运动增强；用 1% 普鲁卡因局部环封后，肠管运动则减

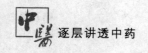

弱。因此，其作用是通过神经反射引起的。由于蠕动增强，血流供应丰富，网状内皮系统吞噬功能加强，从而调动了机体内在的抗病能力。

感染性创伤用 10% ~25% 硫酸钠溶液外敷，可以加快淋巴生成，有消肿和止痛的作用。

3. 番泻叶

（1）番泻叶苷 A、B，经小肠吸收后在肝内分解，分解产物经行兴奋骨盆神经节，以收缩大肠，引起腹泻，由于刺激性强，易引起腹痛，也可引起盆腔充血和恶心呕吐。

（2）抑菌作用。用 10% 番泻叶浸液做抑菌实验，结果对大肠杆菌、变性杆菌、痢疾杆菌、甲型链球菌黑白色念珠菌均有明显的抑制作用。

（3）番泻叶口服可增加血小板和纤维蛋白原，缩短凝血时间、复钙时间、凝血酶活化时间及血块收缩时间而有助于止血，且高剂量与低剂量止血效果几乎相同。

4. 火麻仁

（1）降压作用。高血压患者服用 5 ~6 周，可降低血压，且无不良反应。国产火麻仁品种与印度产的相同，生理效用也相仿。

（2）致泻作用。火麻仁能刺激肠黏膜，使分泌增加，蠕动加快，并减少大肠吸收水分，故有泻下作用。

（3）对血清胆固醇的影响。火麻仁有明显阻止大鼠血清胆固醇升高的作用。

5. 郁李仁

（1）泻下作用。郁李仁所含的郁李仁苷对实验有强烈泻下作用。

（2）郁李仁对实验性动物有显著降压作用。

6. 大戟

（1）致泻作用。各种京大戟生、制品煎剂对离体回肠均有兴奋作用，肠蠕动增加，肠平滑肌张力提高。并随着炮制液浓度的提高，收缩强度似有加强趋势，其中 50%、70% 浓度兴奋作用特别明显。本品能刺激肠管，引起肠蠕动增加，产生泻下作用。

（2）兴奋妊娠离体子宫。

（3）实验表明，本品对金黄色葡萄球菌及绿脓杆菌均有抑制作用。

（4）利尿作用。以生红大戟水煎浓缩液（80g/kg），喂饲小白鼠，2 ~3 小时后，其尿量明显增加。

（5）大戟与甘草合并用药的影响。据我国历代本草书籍之记载，大戟与甘草配伍是禁忌的，属十八反之列。动物试验证明，两者配伍时大戟的毒性增加了，而且配伍的甘草愈多，毒性也愈大。大鼠腹腔注射氯化钠溶液造成实验性腹水，口服大戟煎剂或其酒精浸液，都有利尿作用，如与甘草合用，其利尿和泻下作用受到明显抑制，甘草的用量比例愈大，其相反作用也愈强。因此，从治疗腹水的角度来看，两者合用是不适宜的。

（6）能扩张毛细血管，对抗肾上腺素是升压作用。

7. 牵牛子

（1）牵牛子苷有强烈的泻下作用。牵牛子苷在肠内遇胆汁及肠液分解出牵牛子素，刺激肠道，增进蠕动，导致泻下。据动物试验，黑丑与白丑泻下作用并无区别。

（2）在体外试验，黑丑、白丑对猪蛔虫尚有某些驱虫效果。

四、祛风湿药

1. 独活

（1）具有镇静、催眠、镇痛、抗炎作用。独活寄生汤同样有镇静、催眠及镇痛作用，对大鼠甲醛性关节炎有抗炎作用。

（2）对血小板聚集有抑制作用。

（3）有一定的降压作用，但不持久。

（4）所含的香柑内酯、花椒毒素等有光敏及抗肿瘤作用。

2. 威灵仙

（1）有镇痛、抗利尿、抗疟、降血糖、降血压、利胆等作用。

（2）原白头翁素对革兰阳性及阴性菌和真菌都有较强的抑制作用。

（3）煎剂可使食管蠕动功能增强，频率加快，幅度增大，能松弛肠平滑肌。

（4）醋浸液对鱼骨刺有一定的软化作用，并能使咽及食道平滑肌松弛，增强蠕动，促使骨刺脱落。

3. 徐长卿

（1）有明显的镇静、镇痛、抗菌、消炎作用。

（2）能改善心肌缺血、降血压、降血脂。

（3）对肠道平滑肌有解痉作用。

4. 木瓜

（1）保肝作用。以四氯化碳造成大鼠肝损伤，自造模之日起，以 10% 木瓜混悬液按每日 300mg/100g 体重，给大鼠灌胃，连续 10 天，同对照组比较，

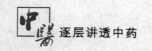

给药组肝细胞坏死和脂变较轻；可防止肝细胞肿胀、气球样变，并促进肝细胞修复，显著降低血清丙氨酸转氨酶水平。

（2）抗菌作用。抗菌药物筛选发现木瓜有较强抗菌作用。

（3）曾发现木瓜提取物对小鼠艾腹水癌有抑制作用，对小鼠腹腔巨噬细胞吞噬呈抑制作用。

5. 伸筋草

（1）伸筋草醇提取物有明显镇痛作用。

（2）其水浸液有解热作用。

（3）其混悬液能显著延长戊巴比妥钠睡眠时间和增强可卡因的毒性反应。

（4）所含石松碱对小肠和子宫有兴奋作用。

6. 路路通

（1）对蛋清性关节炎的肿胀有抑制作用。

（2）有保肝作用。该生药在台湾作为保肝药。

7. 秦艽

（1）具有镇静、镇痛、解热、抗炎作用。

（2）能抑制反射性肠液的分泌。

（3）能明显降低胸腺指数，有抗组胺作用。

（4）对病毒、细菌、真菌皆有一定的抑制作用。

8. 防己

（1）能明显增加排尿量。

（2）总碱及流浸膏或煎剂有镇痛作用。

（3）粉防己碱有抗炎作用；对心肌有保护作用，能扩张冠状血管，增加冠脉流量，有显著降压作用，能对抗心律失常；能明显抑制血小板聚集，还能促进纤维蛋白溶解，抑制凝血酶引起的血液凝固过程；对子宫收缩有明显的松弛作用；低浓度的粉防己碱可使肠张力增加，节律性收缩加强，高浓度则降低张力减弱节律性收缩；有抗菌和抗阿米巴原虫的作用；可使正常大鼠血糖明显降低，血清胰岛素明显升高；有一定的抗肿瘤作用；对免疫有抑制作用；有广泛的抗过敏作用。

9. 桑枝

（1）有较强的抗炎活性。

（2）可提高人体淋巴细胞转化率。

（3）具有增强免疫的作用。

10. 豨莶草

（1）有抗炎和较好的镇痛作用。

（2）有降压作用。

（3）对细胞免疫、体液免疫及非特异性免疫均有抑制作用。可增强 T 细胞的增殖功能，促进 IL－2 的活性，抑制 IL－1 的活性，可通过调整机体免疫功能，改善局部病理反应而达到抗风湿作用。

（4）有扩张血管作用。

（5）对血栓形成有明显抑制作用。

（6）对金黄色葡萄球菌有明显的抑制作用，对大肠杆菌、绿脓杆菌、宋内痢疾杆菌、伤寒杆菌、白色葡萄球菌、卡他球菌、肠炎杆菌、鼠疟原虫等也有一定的抑制作用。

（7）对单纯疱疹病毒有中等强度的抑制作用。

（8）所含的豨莶苷有兴奋子宫和明显的抗早孕作用。

11. 桑寄生

（1）桑寄生有降压作用。

（2）桑寄生注射液对冠脉血管有扩张作用，并能减慢心率。

（3）所含成分萹蓄苷有利尿作用。

（4）煎剂或浸剂在体外对脊髓灰质炎病毒和多种肠道病毒均有明显抑制作用，能抑制伤寒杆菌及葡萄球菌的生长。

（5）提取物对乙型肝炎病毒表面抗原有抑制活性。

12. 千年健

（1）千年健甲醇提取物有明显的抗炎、镇痛作用。

（2）醇提液有抗组胺作用。

（3）其水提液具有较强的抗凝血作用。

（4）所含挥发油对布氏杆菌、Ⅰ型单纯疱疹病毒有抑制作用。

五、化湿药

1. 藿香

（1）挥发油能促进胃液分泌，增强消化力，对胃肠有解痉作用。

（2）有防腐和抗菌作用。

（3）此外，尚有收敛止泻、扩张微血管以及略有发汗等作用。

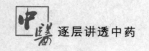

2. 佩兰

（1）佩兰水煎剂，对白喉杆菌、金黄色葡萄球菌、八叠球菌、变形杆菌、伤寒杆菌有抑制作用。

（2）其挥发油及油中所含的伞花烃、乙酸橙花酯对流感病毒有直接抑制作用。

（3）佩兰挥发油及其有效单体对伞花烃灌胃具有明显祛痰作用。

3. 苍术

（1）其挥发油有明显的抗副交感神经介质乙酰胆碱引起的肠痉挛。

（2）对交感神经介质肾上腺素引起的肠肌松弛，苍术制剂能促进肾上腺抑制作用的振幅恢复；苍术醇有促进胃肠运动作用，对胃平滑肌也有微弱收缩作用。

（3）苍术挥发油对中枢神经系统，小剂量是镇静作用，同时使脊髓反射亢进；大剂量则呈抑制作用。

（4）苍术煎剂有降血糖作用，同时具排钠、排钾作用。

（5）其维生素 A 样物质可治疗夜盲及角膜软化症。

4. 厚朴

（1）厚朴煎剂对肺炎球菌、白喉杆菌、溶血性链球菌、枯草杆菌、志贺及施氏痢疾杆菌、金黄色葡萄球菌、炭疽杆菌及若干皮肤真菌均有抑制作用。

（2）厚朴碱、异厚朴酚有明显的中枢性肌肉松弛作用。

（3）厚朴碱、木兰箭毒碱能松弛横纹肌。对肠管，小剂量出现兴奋，大剂量则为抑制。

（4）厚朴酚对实验性胃溃疡有防治作用。

（5）厚朴有降压作用，降压时反射性地引起呼吸兴奋，心率增加。

5. 砂仁

（1）本品煎剂可增强胃的功能，促进消化液的分泌，可增进肠道运动，排出消化管内的积气。可起到帮助消化，消除肠胀气症状。

（2）砂仁能明显抑制因 ADP 所致家兔血小板聚集，对花生四烯酸诱发的小鼠急性死亡有明显保护作用，同时有明显的对抗由胶原和肾上腺素所诱发的小鼠急性死亡作用。

六、利水渗湿药

1. 茯苓

（1）茯苓煎剂、糖浆剂、醇提取物、乙醚提取物，分别具有利尿、镇静、抗肿瘤、降血糖、增加心肌收缩力的作用。

（2）茯苓多糖有增强免疫功能的作用。

（3）茯苓有护肝作用。

（4）能降低胃液分泌、对胃溃疡有抑制作用。

2. 猪苓

（1）其利尿机制为抑制肾小管对水及电解质的重吸收作用。

（2）猪苓多糖有抗肿瘤、防治肝炎的作用。

（3）猪苓水及醇提取物分别有促进免疫及抗菌作用。

3. 薏苡仁

（1）薏苡仁煎剂、醇及丙酮提取物对癌细胞有明显抑制作用。

（2）薏苡仁内酯对小肠有抑制作用。

（3）其脂肪油能使血清钙、血糖量下降，并有解热、镇静、镇痛作用。

4. 泽泻

（1）有利尿作用，能增加尿量，增加尿素与氯化物的排泄，对肾炎患者利尿作用更为明显。

（2）有降压、降血糖作用，还有抗脂肪肝作用。

（3）对金黄色葡萄球菌、肺炎双球菌、结核杆菌有抑制作用。

5. 车前子

（1）本品有显著利尿作用。

（2）还能促进呼吸道黏液分泌，稀释痰液，故有祛痰作用。

（3）对各种杆菌和葡萄球菌均有抑制作用。

（4）车前子提取液有预防肾结石形成的作用。

6. 滑石

（1）本品有吸附和收敛作用，内服能保护肠壁。

（2）滑石粉撒布创面形成被膜，有保护创面，吸收分泌物，促进结痂的作用。

（3）在体外，10%滑石粉对伤寒杆菌、甲型副伤寒杆菌有抑制作用。

7. 通草

（1）通草有利尿作用，并能明显增加尿钾排出量，有促进乳汁分泌等作用。

（2）通草多糖具有一定调节免疫和抗氧化的作用。

8. 瞿麦

（1）瞿麦煎剂有利尿作用，其穗作用较茎强。

（2）还有兴奋肠管，抑制心脏，降低血压，影响肾血容积作用。

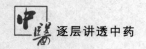

（3）对杆菌和葡萄球菌均有抑制作用。

9. 萹蓄

（1）萹蓄有显著的利尿作用。

（2）有驱蛔虫、蛲虫及缓下作用。

（3）对葡萄球菌、福氏痢疾杆菌、绿脓杆菌及多种皮肤真菌均有抑制作用。

（4）其水及乙醇提取物能促进血液凝固，增强子宫张力。

（5）静脉注射有降压作用。

10. 海金沙

（1）本品煎剂对金黄色葡萄球菌、绿脓杆菌、福氏痢疾杆菌、伤寒杆菌等均有抑制作用。

（2）海金沙还有利胆作用。

11. 石韦

（1）石韦煎剂对金黄色葡萄球菌、变形杆菌、大肠杆菌等有不同程度的抑制作用。

（2）有抗病毒、镇咳、祛痰作用。

12. 萆薢

萆薢含的薯蓣皂苷、克拉塞林苷均有抗真菌作用。

13. 茵陈

（1）茵陈有显著利胆作用，并有解热、保肝、抗肿瘤和降压作用。

（2）其煎剂对人型结核菌有抑制作用。

（3）乙醇提取物对流感病毒有抑制作用。

（4）水煎剂对 ECHD11 病毒有抑制作用。

14. 金钱草

（1）金钱草水煎液能明显促进胆汁分泌，使胆管泥沙状结石易于排出，胆管阻塞和疼痛减轻，黄疸消退。

（2）本品有抑菌作用，还有抗炎作用。

（3）对体液免疫、细胞免疫均有抑制作用。其程度与环磷酰胺相似。金钱草与环磷酰胺合用抑制更明显。

15. 虎杖

（1）本品有泻下、祛痰止咳、降压、止血、镇痛作用。

（2）煎液对金黄色葡萄球菌、绿脓杆菌等多种细菌均有抑制作用。

（3）对某些病毒亦有抑制作用。

七、温里药

1. 附子

（1）附子煎剂、水溶性部分等，对蛙、蟾蜍及温血动物心脏，不论是正常状态或处于衰竭状态均有明显的强心作用。

（2）其正丁醇提取物、乙醇提取物及水提物对三氯甲烷所致小鼠室颤有预防作用。

（3）附子有显著的抗炎作用。

（4）其中乌头碱及次乌头碱均有镇痛作用。

（5）最近研究表明，附子能增强机体抗氧化能力，具有抗衰老作用。

2. 干姜

（1）干姜甲醇或醚提取物有镇静、镇痛、抗炎、止呕及短暂升高血压的作用。

（2）水提取物或挥发油能明显延长大鼠实验性血栓形成时间。

（3）干姜醇提取物及其所含姜辣素和姜辣烯酮有显著灭螺和抗血吸虫作用。

（4）干姜醇提取物能明显增加大鼠肝脏胆汁分泌量，维持长达 3~4 小时。

3. 肉桂

（1）肉桂有扩张血管、促进血液循环、增强冠脉及脑血流量、使血管阻力下降等作用。

（2）在体外，其甲醇提取物及桂皮醛有抗血小板凝集、抗凝血酶作用。

（3）桂皮油、桂皮醛、肉桂酸钠具有镇静、镇痛、解热、抗惊厥等作用。

（4）桂皮油能促进肠运动，使消化道分泌增力、增强消化功能，排除消化道积气、缓解胃肠痉挛性疼痛，并可引起子宫充血。

（5）其肉桂水提物、醚提物对动物实验性胃溃疡的形成有抑制作用。

（6）肉桂酸具有使人肺腺癌细胞逆转的作用。

（7）肇庆产肉桂降糖作用明显。

（8）桂皮油对革兰阴性菌及阳性菌有抑制作用。

（9）桂皮的乙醚、醇及水浸液对多种致病性真菌有一定的抑制作用。

4. 吴茱萸

（1）本品甲醇提取物，水煎剂有抗动物实验性胃溃疡的作用。

（2）水煎剂对药物性导致动物胃肠痉挛有对抗作用，有明显的镇痛作用。

（3）其煎剂、蒸馏液和冲剂过滤后，分别给正常兔、犬和实验性肾型高血压犬进行静注，均有明显的降压作用；煎剂给犬灌胃，也呈明显降压作用，

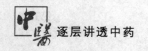

甘草煎剂可使吴茱萸的降压作用消失。

（4）能抑制血小板聚集，抑制血小板血栓及纤维蛋白血栓形成。

（5）吴茱萸煎剂中吴茱萸次碱和脱氢吴茱萸碱对家兔离体及在体子宫有兴奋作用。

（6）在猫心肌缺血后，吴茱萸及吴茱萸汤能改善部分心电图，部分减少血中磷酸肌酸酶及乳酸脱氢酶的释放，明显增加血中一氧化氮的浓度，缩小心肌梗死面积，具有一定的保护心肌缺血的作用。

5. 小茴香

（1）小茴香对家兔的体肠蠕动有促进作用。

（2）十二指肠或口服给药对大鼠胃液分泌及 Shay 溃疡和应激性溃疡均有抑制作用。

（3）能促进胆汁分泌，并使胆汁固体成分增加。

（4）其挥发油对豚鼠气管平滑肌有松弛作用，并能促进肝组织再生。

（5）另有镇痛及己烯雌酚样作用等。

6. 丁香

（1）本品内服能促进胃液分泌，增强消化力，减轻恶心呕吐，缓解腹部气胀，为芳香健胃剂。

（2）其水提物、醚提物均有镇痛抗炎作用。

（3）丁香酚有抗惊厥作用。

（4）其煎剂对葡萄球菌、链球菌及白喉、变形、绿脓、大肠、痢疾、伤寒等杆菌均有抑制作用，并有较好的杀螨作用。

（5）另有抗血小板聚集、抗凝、抗血栓形成、抗腹泻、利胆和抗缺氧等作用。

7. 胡椒

（1）胡椒碱能延长给戊巴比妥的大鼠睡眠时间，抗电或戊四氮致动物惊厥的作用。

（2）口服胡椒能促进大鼠胆汁的分泌；并有抗炎作用。

8. 花椒

（1）本品具有抗动物实验性胃溃疡形成的作用。

（2）对动物离体小肠有双向调节作用，小剂量时兴奋，大剂量时抑制。

（3）有镇痛抗炎作用。

（4）其挥发油对 11 种皮肤癣菌和 4 种深部真菌均有一定的抑制和杀死作用，其中羊毛小孢子菌和红色毛癣菌最敏感，并能杀疥螨等。

八、理气药

1. 陈皮

（1）本品煎剂对家兔及小白鼠离体肠管、麻醉兔、犬胃及肠运动均有直接抑制作用。

（2）小量煎剂可增强心脏收缩力，使心输出量增加，冠脉扩张，使冠脉流量增加，大剂量时可抑制心脏。

（3）陈皮水溶性总生物碱具有升高血压作用。

（4）陈皮提取物有清除氧自由基和抗脂质过氧化的作用。

（5）鲜橘皮煎剂有扩张气管的作用。

（6）挥发油有刺激性祛痰作用，主要有效成分为柠檬烯。

（7）陈皮煎剂对小鼠离体子宫有抑制作用，高浓度则使之呈完全松弛状态，用煎剂静脉注射，对麻醉兔在位子宫则使之呈强直性收缩。

（8）有利胆、降低血清胆固醇的作用。

2. 枳实

（1）枳实能缓解乙酰胆碱或氯化钡所致的小肠痉挛，可使胃肠收缩节律增加。

（2）枳实能使胆囊收缩、奥狄括约肌张力增加。

（3）枳实、枳壳有抑制血栓形成的作用。

（4）枳实与枳壳具有抗溃疡作用；枳实或枳壳煎剂对已孕、未孕小白鼠离体子宫有抑制作用，对已孕、未孕家兔离体、在位子宫均呈兴奋作用。

（5）枳实、枳壳煎剂或酊剂静脉注射对动物离体心脏有强心作用，枳实注射液静脉注射能增加冠脉、脑、肾血流量，降低脑、肾血管阻力。

（6）枳实煎剂及枳壳的乙醇提取液给麻醉犬、兔静脉注射有明显的升高血压作用。

3. 木香

（1）木香对胃肠道有兴奋或抑制的双向作用，能促进消化液分泌，木香单味药能通过胃肠蠕动加快、促进胃排空，明显拮抗大鼠急性胃黏膜损伤，溃疡抑制率达 100%。

（2）有明显的利胆作用。

（3）有松弛气管平滑肌作用。

（4）并能抑制链球菌、金黄色与白色葡萄球菌的生长。

（5）有利尿及促进纤维蛋白溶解等作用。

4. 川楝子

（1）川楝子所含川楝素为驱虫有效成分，与山道年相比，作用缓慢而持久，对猪蛔虫、蚯蚓、水蛭等有明显的杀灭作用。

（2）川楝子有松弛奥狄括约肌，收缩胆囊，促进胆汁排泄的作用。

（3）能兴奋肠管平滑肌，使其张力和收缩力增加。

（4）川楝子对金黄色葡萄球菌、多种致病性真菌有抑制作用。

（5）还有抗炎、抗癌作用。

5. 乌药

（1）乌药对胃肠道平滑肌有兴奋和抑制的双向调节作用，能促进消化液的分泌。

（2）其挥发油内服能兴奋大脑皮质，促进呼吸，兴奋心肌，加速血液循环，升高血压及发汗。

（3）外涂能使局部血管扩张，血液循环加速，缓和肌肉痉挛疼痛。

（4）本品对小鼠肉瘤 S180 有抑制作用。

6. 香附

（1）5% 香附浸膏对实验动物离体子宫均有抑制作用，能降低其收缩力和张力。

（2）其挥发油有轻度雌激素样作用。

（3）香附水煎剂可明显增加胆汁流量，并对肝细胞功能有保护作用。

（4）其水煎剂有降低肠管紧张性和拮抗乙酰胆碱的作用。

（5）其总生物碱、苷类、黄酮类及酚类化合物的水溶液有强心、减慢心律及降低血压的作用。

（6）香附油对金黄色葡萄球菌有抑制作用，其提取物对某些真菌有抑制作用。

7. 薤白

（1）薤白提取物能明显降低血清过氧化脂质，抗血小板凝集，降低动脉脂质斑块，具有预防实验性动脉粥样硬化作用。

（2）薤白提取物对动物（大鼠、小鼠）心肌缺氧、缺血及缺血再灌注心肌损伤有保护作用。

（3）薤白煎剂对痢疾杆菌、金黄色葡萄球菌、肺炎球菌有抑制作用。

8. 大腹皮

本品有兴奋胃肠道平滑肌、促胃肠动力作用，并有促进纤维蛋白溶解等作用。

九、消食药

1. 山楂

（1）所含脂肪酸能促进脂肪消化，并增加胃消化酶的分泌而促进消化，且对胃肠功能有一定调整作用。

（2）其提取物能扩张冠状动脉，增加冠脉流量，保护心肌缺血缺氧。

（3）有强心、降血压及抗心律失常的作用。

（4）有降血脂，抗动脉粥样硬化的作用，其降低血清胆固醇及甘油三酯，可能是通过提高血清中高密度胆固醇及其亚组分浓度，增加胆固醇的排泄而实现的。

（5）另外，山楂还能抗血小板聚集、抗氧化、增强免疫、利尿、镇静、收缩子宫、抑菌等。

2. 六神曲

六神曲因含有多量酵母菌和复合维生素 B，故有增进食欲，维持正常消化功能等作用。

3. 麦芽

（1）麦芽所含淀粉酶能将淀粉分解成麦芽糖和糊精，其煎剂对胃酸及胃蛋白酶的分泌有轻度促进作用。

（2）水煎剂中提出一种胰淀粉酶激活剂，亦可助消化。

（3）因淀粉酶不耐高温，麦芽炒焦及入煎剂将会降低其活力。

（4）麦芽浸剂口服可使家兔与正常人血糖降低。其注射液，可使血糖降低40%或更多。

（5）生麦芽可扩张母鼠乳腺泡及增加乳汁充盈度，炮制后则作用减弱；麦芽回乳和催乳的双向作用关键不在于生用或炒用，而在于剂量大小的差异，即小剂量催乳，大剂量回乳，如用于抑制乳汁分泌（回乳）用量应在 30g 以上。

（6）麦芽有类似溴隐亭类物质，能抑制泌乳素分泌。大麦碱的药理作用类似麻黄碱。

4. 莱菔子

（1）莱菔子提取液，实验有缓和而持续的降压作用，且效果稳定，重复性强，亦无明显毒副作用；其注射液的降压作用，与药物浓度有关。

（2）莱菔子能增强离体兔回肠节律性收缩和抑制小鼠胃排空。

（3）在体外对多种革兰阳性菌和阴性菌均有较强的抗菌活性。

（4）莱菔子还有抗菌、祛痰、镇咳、平喘、改善排尿功能及降低胆固醇，防止动脉硬化等作用。

（5）莱菔子于体外能中和破伤风毒素与白喉毒素。

5. 鸡内金

（1）口服粉剂后，胃液分泌量、酸度和消化力均见提高，胃运动功能明显增强。

（2）体外实验能增强胃蛋白酶、胰脂肪酶活性。

（3）动物实验可加强膀胱括约肌收缩，减少尿量，提高醒觉。

（4）鸡内金的酸提取物可加速放射性锶的排泄。

十、驱虫药

1. 使君子

（1）10%使君子水浸膏可使蚯蚓麻痹或死亡。

（2）使君子仁提取物有较强的麻痹猪蛔虫头部的作用，麻痹前可见刺激现象，其有效成分为使君子氨酸钾。

（3）其所含吡啶类及油对人、动物均有明显的驱蛔效果；其粉有驱蛲虫作用。

2. 槟榔

（1）槟榔能使绦虫虫体引起弛缓性麻痹，触之则虫体伸长而不易断，故能把全虫驱出。

（2）槟榔碱对猪肉绦虫有较强的麻痹作用，能使全虫各部都麻痹，对牛肉绦虫仅能使头节和未成熟节片麻痹。

（3）槟榔对蛲虫、蛔虫、钩虫、肝吸虫、血吸虫均有麻痹或驱杀作用。

（4）对皮肤真菌、流感病毒、幽门螺旋杆菌均有抑制作用。

（5）槟榔碱有拟胆碱作用，兴奋胆碱受体，促进唾液、汗腺分泌，增加肠蠕动，减慢心率，降低血压，滴眼可使瞳孔缩小。

3. 南瓜子

（1）本品对牛肉绦虫或猪肉绦虫的中段和后段节片均有麻痹作用，并与槟榔有协同作用。

（2）对血吸虫幼虫有抑制和杀灭作用，使成虫虫体萎缩、生殖器退化、子宫内虫卵减少，但不能杀灭。

十一、止血药

1. 地榆

（1）地榆煎剂可明显缩短出血和凝血时间，生地榆止血作用明显优于地榆炭。

（2）实验表明，地榆制剂对烧伤、烫伤及伤口的愈合有明显的作用，能降低毛细血管的通透性，减少渗出，减轻组织水肿，且药物在创面形成一层保护膜，有收敛作用，可减少皮肤擦伤，防止感染，有利于防止烧、烫伤早期休克和减少死亡发生率。

（3）体外实验表明，地榆水煎剂对伤寒杆菌、脑膜炎双球菌及钩端螺旋体等均有抑制作用，尤其对痢疾杆菌作用较强。

2. 侧柏叶

（1）侧柏叶煎剂能明显缩短出血时间及凝血时间，其止血有效成分为槲皮素和鞣质。

（2）此外，尚有镇咳、祛痰、平喘、镇静等作用。

（3）体外实验表明，本品对金黄色葡萄球菌、卡他球菌、痢疾杆菌、伤寒杆菌、白喉杆菌等均有抑制作用。

3. 白茅根

（1）本品能显著缩短出血和凝血时间。

（2）其水煎剂和水浸剂有利尿作用，以给药 5～10 天时作用明显。

（3）对肺炎球菌、卡他球菌、流感杆菌、金黄色葡萄球菌及福氏、宋氏痢疾杆菌等有抑制作用，有一定抗 HBV 病毒能力。

4. 三七

（1）本品能够缩短出血和凝血时间，具有抗血小板聚集及溶栓作用。

（2）能够促进多功能造血干细胞的增殖，具有促进造血作用。

（3）能够降低血压，减慢心率，对各种药物诱发的心律失常均有保护作用。

（4）能够降低心肌耗氧量和氧利用率，扩张脑血管，增强脑血管流量。

（5）能够提高体液免疫功能，具有镇痛、抗炎、抗衰老等作用。

（6）能够明显治疗大鼠胃黏膜的萎缩性病变，并能逆转腺上皮的不典型增生和肠上皮化生，具有预防肿瘤的作用。

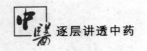
5. 茜草

（1）有明显的促进血液凝固作用。

（2）茜草的粗提取物具有升高白细胞作用。

（3）其煎剂有明显的镇咳和祛痰作用。

（4）水提取液对金黄色葡萄球菌、肺炎双球菌、流感杆菌和部分皮肤真菌有一定抑制作用。

（5）另对碳酸钙结石的形成也有抑制作用。

6. 蒲黄

（1）本品水浸液、煎剂或50%乙醇浸液均有促进凝血作用，且作用显著而持久。

（2）蒲黄多种制剂能够降低血压、减轻心脏负荷，增加冠脉血流量，改善微循环，提高机体耐缺氧能力，减轻心肌缺血性病变。

（3）对离体子宫有兴奋性作用，可使离体肠蠕动增强。

（4）能够降低血液胆固醇和甘油三酯等酯质含量，改变血脂成分。

（5）此外，蒲黄还具有抗炎、利胆、利尿、镇痛、平喘及抗缺血再灌注损伤等作用。

7. 白及

（1）白及煎剂可明显缩短出血和凝血时间，其止血的作用与所含胶质有关。

（2）对胃黏膜损伤有明显保护作用，溃疡抑制率可达94.8%。

（3）白及粉对实验性犬胃及十二指肠穿孔有明显治疗作用，可迅速堵塞穿孔，阻止胃及十二指肠内容物外漏并加大网膜的遮盖。

（4）对实验性烫伤、烧伤动物模型能促进肉芽生长，促进疮面愈合。

（5）对人型结核杆菌有显著抑制作用，对白色念珠菌 ATTC248 和癣菌 QM240 均有抑制作用。

8. 仙鹤草

（1）仙鹤草醇浸膏能收缩周围血管，有明显的促凝血作用。

（2）仙鹤草素能加强心肌收缩，使心率减慢。

（3）仙鹤草中的主要成分鹤草酚对猪肉绦虫、囊尾蚴及其幼虫、莫氏绦虫和短壳绦虫均有确切的抑杀作用，对疟原虫和阴道滴虫也有抑制和杀灭作用。

（4）尚有抗菌消炎、抗肿瘤、镇痛等作用。

9. 艾叶

（1）本品能明显缩短出血和凝血时间。

（2）艾叶油对多种过敏性哮喘有对抗作用，具有明显的平喘、镇咳、祛痰作用，其平喘作用与异丙肾上腺素相近。

（3）体外实验证明，艾叶油对肺炎球菌，甲、乙溶血型链球菌、奈瑟球菌有抑制作用，艾叶水浸剂或煎剂对炭疽杆菌、α-溶血性链球菌、β-溶血性链球菌、白喉杆菌，肺炎双球菌、金黄色葡萄球菌及多种致病真菌均有不同程度的抑制作用。

（4）另外，对腺病毒、鼻病毒、流感病毒、腮腺炎病毒等亦有抑制作用。

（5）对子宫平滑肌有兴奋作用。

10. 炮姜

（1）能显著的缩短出血和凝血时间。

（2）对应激性及幽门结扎型胃溃疡、醋酸诱发的胃溃疡均有抑制作用。

十二、活血化瘀药

1. 川芎

（1）川芎嗪能扩张冠状动脉，增加冠状动脉血流量，改善心肌的血氧供应，并降低心肌的耗氧量。

（2）川芎嗪可扩张脑血管，降低血管阻力，显著增加脑及肢体血流量，改善微循环。

（3）能降低血小板表面活性，抑制血小板凝集，预防血栓的形成。

（4）所含阿魏酸的中性成分小剂量促进，大剂量抑制子宫平滑肌。

（5）水煎剂对动物中枢神经系统有镇静作用，并有明显而持久的降压作用。

（6）可加速骨折局部血肿的吸收，促进骨痂形成。

（7）有抗维生素 E 缺乏作用。

（8）能抑制多种杆菌。

（9）有抗组织胺和利胆作用。

2. 延胡索

（1）延胡索乙素有显著的镇痛、催眠、镇静与安定作用，甲素和丑素的镇痛作用也较为明显，并有一定的催眠、镇静与安定作用。

（2）醇提物能扩张冠脉、降低冠脉阻力、增加冠脉血流量，提高耐缺氧

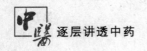

能力。

（3）总碱能对抗心律失常，抗心肌缺血，扩张外周血管，降低血压，减慢心率。

（4）全碱有抗溃疡、抑制胃酸分泌的作用。

（5）乙素和丑素有松弛肌肉的作用。

3. 郁金

（1）郁金有保护肝细胞、促进肝细胞再生、去脂和抑制肝细胞纤维化的作用，能对抗肝脏毒性病变。

（2）姜黄素和挥发油能促进胆汁分泌和排泄，减少尿内尿胆原。

（3）煎剂能刺激胃酸及十二指肠液分泌。

（4）水煎剂能降低全血黏度，抑制血小板聚集，醇提物能降低血浆纤维蛋白含量。

（5）水煎剂、挥发油对多种皮肤真菌有抑制作用，郁金对多种细菌有抑制作用，尤其对革兰阴性菌的作用强于对革兰阳性菌。

（6）郁金也有一定的抗炎止痛作用。

（7）此外郁金还有抗早孕的作用。

4. 姜黄

（1）姜黄素能抑制血小板聚集，降低血浆黏度和全血黏度。

（2）水煎剂、姜黄粉的石油醚、乙醇和水提物有抗早孕作用。

（3）姜黄素、姜黄水提物及有效成分有抗肿瘤作用。

（4）姜黄素、醇或醚提取物和挥发油能降血脂。

（5）姜黄素又有抗炎作用。

（6）姜黄素对细菌有抑制作用，其挥发油则对真菌有强力的抑制作用。

（7）姜黄提取物、姜黄素、挥发油、姜黄酮以及姜烯、龙脑和倍半萜烯等都能利胆。

（8）姜黄素有短而强烈的降压作用，对离体豚鼠心脏有抑制作用。

（9）姜黄素能保护胃黏膜，保护肝细胞。

5. 乳香

（1）乳香有镇痛、消炎、升高白细胞的作用，并能加速炎症渗出排泄，促进伤口愈合。

（2）所含蒎烯有祛痰作用。

（3）乳香能明显减轻阿司匹林、保泰松、利血平所致胃黏膜损伤及应激性黏膜损伤，减低幽门结扎性溃疡指数及胃液游离酸度。

6. 没药

（1）没药对离体子宫先呈短暂的兴奋，后呈抑制现象。

（2）含油脂部分具有降脂、防止动脉内膜粥样斑块形成的作用。

（3）水浸剂对多种真菌有抑制作用，挥发油能轻度抑制霉菌。

（4）有局部刺激作用，能促进肠蠕动。

7. 五灵脂

（1）可抑制血小板聚集，降低全血黏度、血浆黏度；降低心肌细胞耗氧量。

（2）提高耐缺氧、耐寒和耐高温能力。

（3）能缓解平滑肌痉挛。

（4）增强正常机体免疫功能，改善实验性微循环。

（5）对多种皮肤真菌有不同程度的抑制作用，并能抑制结核杆菌。

8. 丹参

（1）能扩张冠脉，增加冠脉血流量，改善心肌缺血，促进心肌缺血或损伤的恢复，缩小心肌梗死范围。

（2）能提高耐缺氧能力，对缺氧心肌有保护作用。

（3）能改善微循环，促进血液流速。

（4）能扩张血管，降低血压。改善血液流变性，降低血液黏度，抑制血小板和凝血功能，激活纤溶，对抗血栓形成。

（5）能保护红细胞膜。

（6）能调节血脂，抑制动脉粥样硬化斑块的形成。

（7）能保护肝细胞损伤，促进肝细胞再生，有抗肝纤维化作用。

（8）能促进骨折和皮肤切口的愈合。能保护胃黏膜、抗胃溃疡。

（9）对中枢神经有镇静和镇痛作用。

（10）具有改善肾功能、保护缺血性肾损伤的作用。

（11）具有抗炎、抗过敏的作用。

（12）对金黄色葡萄球菌、多种杆菌、某些癣菌以及钩端螺旋体等有不同程度的抑制作用。

9. 红花

（1）有轻度兴奋心脏、降低冠脉阻力、增加冠脉流量和心肌营养性血流量的作用。

（2）保护和改善心肌缺血，缩小心肌梗死范围。

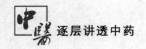

（3）红花色素分离物能对抗心律失常。

（4）煎剂、水提液、红花黄色素等能扩张周围血管、降低血压。能抑制血小板聚集，增强纤维蛋白溶解，降低全血黏度。

（5）注射液、醇提物、红花苷能显著提高耐缺氧能力，对缺血乏氧性脑病有保护作用。

（6）煎剂对子宫和肠道平滑肌有兴奋作用。

（7）红花黄色素对中枢神经系统有镇痛、镇静和抗惊厥作用。

（8）此外，红花醇提物和水提物有抗炎作用；红花黄色素有免疫抑制作用。

10. 桃仁

（1）桃仁提取液能明显增加脑血流量，增加犬股动脉的血流量，降低血管阻力，改善血流动力学状况。提取物能改善动物的肝脏表面微循环，并促进胆汁分泌。

（2）桃仁可使小鼠的出血及凝血时间明显延长，煎剂对体外血栓有抑制作用，水煎液有纤维促进作用。

（3）桃仁中含45%的脂肪油可润滑肠道，利于排便。

（4）桃仁能促产妇子宫收缩及出血。

（5）水煎剂及提取物有镇痛、抗炎、抗菌、抗过敏作用。

（6）桃仁中的苦杏仁苷有镇咳平喘及抗肝纤维化的作用。

11. 益母草

（1）煎剂、乙醇浸膏及所含益母草碱对多种动物的子宫有兴奋作用。

（2）对小鼠有一定的抗着床和抗早孕作用。

（3）益母草碱小剂量使离体肠管紧张性弛缓，振幅扩大；大剂量则振幅变小，而频率增加。

（4）益母草有强心、增加冠脉流量和心肌营养性血流量的作用，能减慢心率，对抗实验性心肌缺血和心律失常，缩小心肌梗死范围。

（5）粗提物能扩张血管，有短暂的降压作用。

（6）对血小板聚集、血栓形成以及红细胞的聚集性有抑制作用。

（7）益母草能改善肾功能，益母草碱有明显的利尿作用。

12. 牛膝

（1）牛膝总皂苷对子宫平滑肌有明显的兴奋作用。

（2）怀牛膝苯提取物有明显的抗生育、抗着床及抗早孕的作用。

（3）牛膝醇提取物对实验动物心脏有抑制作用，煎剂对麻醉犬心肌亦有抑制作用。

（4）煎剂和醇提液有短暂的降压和轻度利尿作用，并伴有呼吸兴奋。

（5）怀牛膝能降低大鼠全血黏度、红细胞压积、红细胞聚集指数，并有抗凝作用。

（6）蜕皮甾酮有降脂作用，并能明显降低血糖。

（7）牛膝具有抗炎、镇痛作用，能提高机体免疫功能。

（8）煎剂对小鼠离体肠管呈抑制，对豚鼠肠管有加强收缩作用。

13. 鸡血藤

（1）水提醇沉制剂能增加实验动物股动脉血流量，降低血管阻力，对血小板聚集有明显抑制作用。

（2）水煎剂可降低动物胆固醇，明显对抗动脉粥样硬化病变。

（3）水提物及酊剂有明显的抗炎作用，并对免疫系统有双向调节功能。

（4）酊剂有一定的镇静催眠作用。

（5）注射液或灌胃对小鼠有明显的抗早孕作用。

（6）鸡血藤尚能促进小鼠肾总磷代谢，促进小鼠子宫24小时总磷代谢。

14. 王不留行

（1）水煎剂对小鼠有抗着床、抗早孕作用，对子宫有兴奋作用，并能促进乳汁分泌。

（2）王不留行的水提液和乙醚萃取液具有抗肿瘤作用。

15. 土鳖虫

（1）提取液及水提醇沉液分别有抗血栓形成和溶解血栓的作用。

（2）提取物可抑制血小板聚集和黏附率，减少聚集数。

（3）总生物碱可提高心肌和脑对缺血的耐受力，并降低心、脑组织的耗氧量。

（4）水煎液具有调脂作用，能延缓动脉粥样硬化的形成。

（5）提取物可抑制 D－半乳糖所致的肝损害而有保肝作用。

16. 马钱子

（1）所含的士的宁首先兴奋脊髓的反射功能，其次兴奋延髓的呼吸中枢及血管运动中枢，并能提高大脑皮层的感觉中枢功能。

（2）马钱子碱有明显的镇痛作用和镇咳祛痰作用，其镇咳祛痰的作用强度超过可待因，但平喘作用较弱。

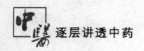

（3）士的宁具强烈苦味，可刺激味觉感受器，反射性增加胃液分泌，促进消化功能和食欲。

（4）水煎剂对流感嗜血杆菌、肺炎双球菌、甲型链球菌、卡他球菌以及许兰黄癣菌等有不同程度的抑制作用。

17. 骨碎补

（1）水煎醇沉液有预防血清胆固醇、甘油三酯升高，并防止主动脉粥样硬化斑块形成的作用。

（2）骨碎补多糖和骨碎补双氢黄酮苷具有降血脂和抗动脉硬化的作用。

（3）骨碎补能促进骨对钙的吸收，提高血钙和血磷水平，有利于骨折的愈合。

（4）改善软骨细胞，推迟骨细胞的退行性病变。

（5）此外，骨碎补双氢黄酮苷有明显的镇静、镇痛作用。

18. 血竭

（1）水煎醇沉液能明显降低红细胞压积，缩短血浆再钙化时间，抑制血小板聚集，防止血栓形成。

（2）水提液对金黄色葡萄球菌、白色葡萄球菌及多种致病真菌有不同程度的抑制作用。

（3）此外，还有一定的抗炎作用。

19. 刘寄奴

（1）有加速血液循环，解除平滑肌痉挛，促进血凝的作用。

（2）煎液能增加豚鼠灌脉流量，对小鼠缺氧模型有明显的抗缺氧作用。

（3）水煎液对宋内痢疾杆菌、福氏痢疾杆菌等有抑制作用。

20. 莪术

（1）莪术挥发油制剂对多种癌细胞既有直接破坏作用，又能通过免疫系统使特异性免疫增强而获得明显的免疫保护效应，从而具有抗癌作用。

（2）莪术挥发油能抑制多种致病菌的生长。

（3）1%莪术油对动物醋酸性腹膜炎有抑制作用，对小鼠局部水肿、炎症有抑制作用。

（4）莪术油有明显的抗胃溃疡作用。

（5）水提液可抑制血小板聚集，促进微动脉血流恢复，阻止微动脉收缩，明显促进局部微循环恢复。

（6）莪术水提醇液对体内血栓形成有抑制作用。

（7）此外，莪术对呼吸道合胞病毒有直接灭活作用，莪术油有明显的保肝和抗早孕作用。

21. 三棱

（1）水提物能显著延长凝血酶对人纤维蛋白的凝聚时间。

（2）水煎剂能显著抑制血小板聚集，降低全血黏度。

（3）能明显延长血浆凝血酶时间。

（4）能抗体外血栓形成，并使血栓形成时间延长，血栓长度缩短，血栓重量减轻，能使优球蛋白溶解时间缩短。

（5）水煎剂对离体家兔子宫有兴奋作用。

22. 水蛭

（1）水蛭水煎剂有强抗凝血作用，能显著延长纤维蛋白的凝聚时间，水蛭提取物、水蛭素对血小板聚集有明显的抑制作用，抑制大鼠体内血栓形成，对弥漫性血管内凝血有很好的治疗作用。

（2）水蛭煎剂能改善血液流变学。能降血脂，消退动脉粥样硬化斑块，增加心肌营养性血流量，对抗垂体后叶素引起的心率失常或明显的 T 波、ST 段的变化。

（3）促进脑水肿吸收，减轻周围脑组织炎症反应及水肿，缓解颅内压升高，改善局部血循环，保护脑组织免遭破坏。对皮下血肿也有明显抑制作用。

（4）水蛭水煎剂对肾缺血有明显保护作用，能降低血清尿素氮、肌酐水平，对升高的血清肿瘤坏死因子有明显的降低作用。

（5）水蛭素对肿瘤细胞也有抑制作用。

（6）此外，水蛭水煎剂尚有终止妊娠的作用。

十三、化痰止咳平喘药

1. 半夏

（1）可抑制呕吐中枢而止呕，各种炮制品对实验动物均有明显的止咳作用。

（2）半夏的稀醇和水浸液或其多糖组分、生物碱具有较广泛的抗肿瘤作用。

（3）水浸剂对实验性室性心律失常和室性早搏有明显的对抗作用。

（4）半夏有显著的抑制胃液分泌作用，水煎醇沉液对多原因所致的胃溃疡有显著的预防和治疗作用。

（5）此外，煎剂可降低兔眼内压，半夏蛋白有明显的抗早孕活性。

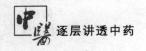

2. 白附子

（1）有明显的镇静、抗惊厥及镇痛作用。

（2）注射液对结核杆菌有一定抑制作用。

（3）煎剂或混悬液对实验动物关节肿均表现较强的抗炎作用。

3. 芥子

（1）小剂量能引起反射性气管分泌增加，而有恶心性祛痰作用。

（2）白芥子苷水解后的产物白芥油有较强的刺激作用，可致皮肤充血、发泡。

（3）白芥子粉能促进唾液分泌，淀粉酶活性增加，小量可刺激胃黏膜，增加胃液胰液的分泌，大量催吐。

（4）水浸剂对皮肤真菌有抑制作用。

4. 皂荚

（1）皂苷能刺激胃黏膜而反射性地促进呼吸道黏液的分泌，从而产生祛痰作用。

（2）煎剂对离体大鼠子宫有兴奋作用。

（3）对堇色毛癣菌，星形奴卡菌有抑制作用。

（4）大量皂荚中所含之皂苷，不仅刺激胃肠黏膜，产生呕吐、腹泻，而且腐蚀胃黏膜，发生吸收中毒，甚至产生全身毒性，引起溶血，特别是影响中枢神经系统，先痉挛后麻痹，呼吸中枢麻痹而死亡。

5. 旋覆花

（1）旋覆花有明显的镇咳、祛痰作用。

（2）旋覆花黄酮类对组胺引起的豚鼠支气管痉挛性哮喘有明显的保护作用，对离体支气管痉挛亦有对抗作用，并有较弱的利尿作用。

（3）煎剂对金黄色葡萄球菌、炭疽杆菌和福氏痢疾杆菌Ⅱa株有明显的抑制作用，欧亚旋覆花内酯对阴道滴虫和组织内阿米巴均有强大的杀灭原虫作用。

（4）此外，旋覆花对免疫性肝损伤有保护作用，天人菊内酯有抗癌作用。

6. 白前

（1）芫花叶白前各种提取物均有明显的镇咳作用，水、醇提取物又具有明显的祛痰作用。

（2）水提取物对乙酰胆碱和组胺混合液诱发的豚鼠哮喘有明显的预防作用。

（3）此外，水提取物还具有非常显著的抗炎作用。

（4）柳叶白前醇、醚提物有较明显的镇咳作用和祛痰作用，水提物有一定的祛痰作用和抗炎作用，还具有镇痛及抗血栓形成作用。

7. 川贝母

（1）贝母总生物碱及非生物碱部分，均有镇咳作用。

（2）川贝流浸膏、川贝母碱均有不同程度的祛痰作用。

（3）西贝母碱还有解痉作用。

（4）川贝碱、西贝碱有降压作用。

（5）贝母碱能增加子宫张力。

（6）贝母总碱有抗溃疡作用。

8. 浙贝母

（1）浙贝母碱在低浓度下对支气管平滑肌有明显扩张作用。

（2）浙贝母碱及去氢浙贝母碱有明显镇咳作用，还有中枢抑制作用，能镇静、镇痛。

（3）此外，大剂量可使血压中等程度降低，呼吸抑制，小量可使血压微升。

9. 瓜蒌

（1）所含皂苷及皮中总氨基酸有祛痰作用。

（2）瓜蒌注射液对豚鼠离体心脏有扩冠作用；对垂体后叶引起的大鼠急性心肌缺血有明显的保护作用。

（3）并有降血脂作用。

（4）对金黄色葡萄球菌、肺炎双球菌、绿脓杆菌、溶血性链球菌及流感杆菌等有抑制作用。

（5）瓜蒌仁有致泻作用。

10. 竹茹

竹茹粉体外对白色葡萄球菌、枯草杆菌、大肠杆菌、伤寒杆菌均有较强的抑制作用。

11. 天竺黄

（1）竹红菌乙素具有明显的镇痛抗炎作用，提高痛阈强度要优于消炎痛。

（2）竹红菌甲素对革兰阳性菌有很好的抑制作用，对培养的人癌细胞和小鼠移植性实体肿瘤有显著的光动力治疗作用。

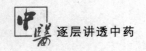

12. 前胡

（1）紫花前胡有较好的祛痰作用，作用时间长，其效力与桔梗相当。

（2）甲醇总提取物能抑制炎症初期血管通透性，对溃疡有明显抑制作用，还有解痉作用。

（3）能延长巴比妥钠的睡眠时间，有镇静作用。

（4）白花前胡提取粗精和正丁醇提取物能增加冠脉血流量，但不影响心率及心肌收缩力。

（5）伞形花内酯能抑制鼻咽癌 KB 细胞的生长。

13. 桔梗

（1）所含的桔梗皂苷对口腔、咽喉部位、胃黏膜的直接刺激，反射性地增加支气管黏膜分泌亢进从而使痰液稀释，易于排出。

（2）桔梗有镇咳作用，有增强抗炎和免疫作用，其抗炎强度与阿司匹林相似。

（3）水提物能增强巨噬细胞的吞噬功能，增强中性白细胞的杀菌力，提高溶菌酶活性。

（4）对应激性溃疡有预防作用。

（5）桔梗粗皂苷有镇静、镇痛、解热作用，又能降血糖、降胆固醇，松弛平滑肌。

（6）桔梗皂苷有很强的溶血作用，但口服能在消化道中分解破坏而失去溶血作用。

14. 胖大海

（1）胖大海素对血管平滑肌有收缩作用。

（2）能改善黏膜炎症。减轻痉挛性疼痛。

（3）水浸液能促进肠蠕动，有缓泻作用，以种仁作用最强。

（4）种仁溶液（去脂干粉制成），对猫有降压作用。

15. 海藻

（1）海藻因含碘化物，对缺碘引起的地方性甲状腺肿大有治疗作用，并对甲状腺功能亢进，基础代谢率增高有暂时抑制作用。

（2）褐藻酸硫酸酯有抗高脂血症作用，又可降低血清胆固醇及减轻动脉粥样硬化。

（3）水浸剂有降压作用。

（4）海藻中所含褐藻酸有类似肝素样作用，表现为抗凝血、抗血栓、降血黏度及改善微循环作用。

（5）羊栖菜对枯草杆菌有抑制作用，海藻多糖对Ⅰ型单纯疱疹病毒有抑制作用。

16. 昆布

（1）含碘和碘化物，有防治缺碘性甲状腺肿的作用。

（2）海带氨酸及钾盐有降压作用。

（3）藻胶酸和海带氨酸有降血清胆固醇的作用。

（4）热水提取物对于体外的人体 KB 癌细胞有明显的细胞毒作用，对 S180 肿瘤有明显的抑制作用，并能提高机体的体液免疫，促进机体的细胞免疫。

（5）昆布多糖能防治高血糖。

17. 海浮石

本品有促进尿液分泌及祛除支气管分泌物的作用。

18. 苦杏仁

（1）所含苦杏仁苷口服后，在下消化道分解后产生少量氢氰酸，能抑制咳嗽中枢而起镇咳平喘作用。

（2）在生成氢氰酸的同时，也产生苯甲醛，后者可抑制胃蛋白酶的活性，从而影响消化功能。

（3）苦杏仁苷及其水解生成的氢氰酸和苯甲酸体外试验均证明有微弱抗癌作用。

（4）苦杏仁油对蛔虫、钩虫及伤寒杆菌、副伤寒杆菌有抑制作用，且有润滑通便作用。

（5）此外，苦杏仁苷有抗突变作用，所含蛋白质成分还有明显的抗炎及镇痛作用。

19. 紫苏子

（1）紫苏油有明显的降血脂作用。

（2）给易于卒中的自发性高血压大鼠喂紫苏油可延长其存活率，使生存时间延长。

（3）紫苏油还可提高实验动物的学习能力。

（4）实验证实其有抗癌作用。

20. 百部

（1）百部所含生物碱能降低呼吸中枢兴奋性，抑制咳嗽反射，而奏止咳之效。

（2）对支气管痉挛有松弛作用，强度与氨茶碱相似。

（3）体外试验对人型结核杆菌、肺炎球菌、葡萄球菌、链球菌、白喉杆菌、痢疾杆菌、绿脓杆菌、伤寒杆菌、鼠疫杆菌、炭疽杆菌、霍乱弧菌均有抑制作用，对流行性感冒病毒、一切皮肤真菌均有抑制作用。

（4）水浸液和醇浸液对体虱、阴虱皆有杀灭作用。

（5）此外，尚有一定的镇静、镇痛作用。

21. 紫菀

（1）水煎剂及苯、甲醇提取物均有显著的祛痰作用。

（2）根与根茎的提取物中分离出的结晶有止咳作用。

（3）体外试验证明，紫菀对大肠杆菌、痢疾杆菌、伤寒杆菌、副伤寒杆菌、绿脓杆菌有一定抑制作用。

（4）所含的表无羁萜醇对小鼠艾氏腹水癌有抗癌作用。

（5）槲皮素有利尿作用。

22. 款冬花

（1）煎剂及乙醇提取物有镇咳作用，乙酸乙醇提取物有祛痰作用，醚提取物小量略有支气管扩张作用，醇、醚提取物有呼吸兴奋作用。

（2）醚提取物及煎剂有升血压作用。

（3）醚提取物能抑制胃肠平滑肌，有解痉作用。

（4）提取物及款冬花素有抗血小板激活因子激活作用。

23. 枇杷叶

（1）本品有镇咳、平喘作用，祛痰作用较差。

（2）煎剂在体外对金黄色葡萄球菌有抑制作用，对白色葡萄球菌、肺炎双球菌及痢疾杆菌亦有抑制作用。

（3）乙醚冷浸提取物及所含熊果酸有抗炎作用。

24. 桑白皮

（1）本品有轻度止咳作用，并能利尿，尿量及钠、钾、氯化物排出量均增加。

（2）煎剂及其乙醇、乙醚、甲醇的提取物，有不同程度的降压作用。

（3）对神经系统有镇静、安定、抗惊厥、镇痛、降温作用。

（4）对肠和子宫有兴奋作用。

（5）煎剂对金黄色葡萄球菌、伤寒杆菌、痢疾杆菌有抑制作用。

（6）本品对子宫颈癌 JTC28、肺癌细胞有抑制作用，近年研究表明，还能抗艾滋病病毒。

25. 葶苈子

（1）两种葶苈子提取物，均有强心作用，能使心肌收缩力增强，心率减慢，对衰弱的心脏可增加输出量，降低静脉压。

（2）尚有利尿作用。

（3）葶苈子的苄基芥子油具有广谱抗菌作用，对酵母菌等20种真菌及数十种其他菌株均有抗菌作用。

（4）葶苈子在很低剂量，即可发挥显著的抗癌效果。

26. 白果

（1）能抑制结核杆菌的生长，体外对多种细菌及皮肤真菌有不同程度的抑制作用。

（2）乙醇提取物有一定的祛痰作用，对气管平滑肌有微弱的松弛作用。

（3）白果二酚有短暂降压作用，并引起血管渗透性增加。

（4）银杏外种皮水溶性成分能清除机体超氧自由基，具有抗衰老作用，还具有免疫抑制及抗过敏作用。

十四、安神药

1. 磁石

（1）磁石具有抑制中枢神经系统，镇惊、抗惊厥作用。

（2）炮制后的磁石与异戊巴比妥钠有协同作用，能延长其对小鼠的睡眠时间，对士的宁引起的小鼠惊厥有对抗作用，使惊厥的潜伏期明显延长。

2. 龙骨

（1）龙骨水煎剂对小鼠的自主活动有明显抑制作用，能明显增加巴比妥钠小鼠的入睡率。

（2）具有抗惊厥作用，其抗惊厥作用与铜、锰元素含量有关。

（3）所含钙离子，能促进血液凝固，降低血管壁通透性。并可减轻骨骼肌的兴奋性。

3. 酸枣仁

（1）酸枣仁皂苷、黄酮苷、水及醇提取物分别具有镇静催眠及抗心律失常作用，并能协同巴比妥类药物的中枢抑制作用。

（2）其水煎液及醇提取液还有抗惊厥、镇痛、降体温、降压作用。

（3）此外，酸枣仁还有降血脂、抗缺氧、抗肿瘤、抑制血小板聚集，增强免疫功能及兴奋子宫作用。

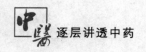

4. 柏子仁

柏子仁单方注射液可使猫的慢波睡眠深睡期明显延长，并具有显著的恢复体力作用。

5. 首乌藤

（1）有镇静催眠作用，与戊巴比妥钠合用有明显的协同作用。

（2）首乌藤醇提取物能抑制实验性大鼠高脂血症。

（3）对实验性动脉粥样硬化有一定防治作用。

（4）能促进免疫功能。

6. 合欢皮

（1）合欢皮水煎液及醇提取物均能延长小鼠戊巴比妥钠睡眠时间。

（2）对妊娠子宫能增强其节律性收缩，并有终止妊娠抗早孕效应。

（3）其水、醇提取物分别具有增强小鼠免疫功能及抗肿瘤作用。

7. 远志

（1）全远志有镇静、催眠及抗惊厥作用。

（2）远志皂苷有祛痰、镇咳、降压作用。

（3）煎剂对大鼠和小鼠离体之未孕及已孕子宫均有兴奋作用。

（4）乙醇浸液在体外对革兰阳性菌及痢疾杆菌、伤寒杆菌、人型结核杆菌均有明显抑制作用。

（5）其煎剂及水溶性提取物分别具有抗衰老、抗突变抗癌等作用。

（6）远志皂苷有溶血作用。

十五、平肝熄风药

1. 石决明

（1）九孔鲍提取液有抑菌作用。

（2）其贝壳内层水解液经小鼠抗四氯化碳急性中毒实验表明，有保肝作用。

（3）其酸性提取液对家兔体内外的凝血实验表明，有显著的抗凝作用。

2. 牡蛎

（1）牡蛎粉末经动物实验证实有镇静、抗惊厥作用，并有明显的镇痛作用。

（2）煅牡蛎可明显提高抗实验性胃溃疡活性。

（3）牡蛎多糖具有降血脂，抗凝血，抗血栓等作用。

3. 代赭石

（1）本品对肠管有兴奋作用，可使肠蠕动亢进。

（2）所含铁质能促进红细胞及血红蛋白的新生。

（3）对中枢神经系统有镇静作用。

4. 钩藤

（1）钩藤、钩藤总碱及钩藤碱，对各种动物的正常血压和高血压都具有降压作用。

（2）水煎剂对小鼠有明显的镇静作用。

（3）钩藤乙醇浸液能制止豚鼠实验性癫痫的发作，并有一定的抗戊四氮惊厥作用。

（4）麻醉大鼠静脉注射钩藤可对抗乌头碱、氯化钡、氯化钙诱导的心律失常。

（5）此外，钩藤还有抑制血小板聚集及抗血栓、降血脂等作用。

5. 天麻

（1）天麻水、醇提取物及不同制剂，均能使小鼠自发性活动明显减少，且能延长巴比妥钠、环己烯巴比妥钠引起的小鼠睡眠时间，可抑制或缩短实验性癫痫的发作时间。

（2）天麻还有降低外周血管，脑血管和冠状血管阻力，并有降压，减慢心率及镇痛抗炎作用。

（3）天麻多糖有免疫活性。

6. 地龙

（1）蚯蚓水煎液及蚯蚓解热碱有良好的解热作用。

（2）热浸液、醇提取物对小鼠和家兔均有镇静、抗惊厥作用。

（3）广地龙次黄嘌呤具有显著的舒张支气管作用。

（4）并能拮抗组织胺及毛果芸香碱对支气管的收缩作用。

（5）广地龙酊剂、干粉混悬液、热浸液、煎剂等，均有缓慢而持久的降压作用。

（6）地龙提取物具有纤溶和抗凝作用。

（7）此外，地龙还具有增强免疫、抗肿瘤、抗菌、利尿、兴奋子宫及肠平滑肌作用。

7. 全蝎

（1）东亚钳蝎毒和从粗毒中纯化得到的抗癫痫肽（AEP）有明显的抗癫

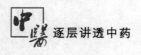

痛作用。

（2）全蝎对士的宁、烟碱、戊四氮等引起的惊厥有对抗作用。

（3）全蝎提取液有抑制动物血栓形成和抗凝作用。

（4）蝎身及蝎尾制剂对动物躯体痛或内脏痛均有明显镇痛作用。蝎尾镇痛作用比蝎身强约 5 倍。

（5）全蝎水、醇提取物分别对人体肝癌和结肠癌细胞有抑制作用。

8. 蜈蚣

（1）蜈蚣水提液对士的宁引起的惊厥有明显的对抗作用。

（2）其水浸剂对结核杆菌及多种皮肤真菌有不同程度的抑制作用。

（3）蜈蚣煎剂能改善小鼠的微循环，延长凝血时间，降低血黏度。

（4）有明显的镇痛、抗炎作用。

9. 僵蚕

（1）僵蚕醇水浸出液对小鼠、家兔均有催眠、抗惊厥作用。

（2）其提取液在体内、外均有较强的抗凝作用。

（3）僵蚕粉有较好的降血糖作用；体外试验，对金黄色葡萄球菌、绿脓杆菌有轻度的抑菌作用。

（4）其醇提取物体外可抑制人体肝癌细胞的呼吸，可用于直肠瘤型息肉的治疗。

十六、开窍药

1. 麝香

（1）麝香对中枢神经系统的作用是双向性的，小剂量兴奋，大剂量则抑制，增强中枢神经系统的耐缺氧能力，改善脑循环。

（2）麝香具有明显的强心作用，能兴奋心脏，增加心脏收缩振幅，增强心肌功能。

（3）麝香对由于血栓引起的缺血性心脏障碍有预防和治疗作用。

（4）麝香有一定的抗炎作用，其抗炎作用与氢化可的松相似。

（5）麝香对子宫有明显兴奋、增强宫缩作用，尤对在体妊娠子宫更为敏感，对非妊娠子宫的兴奋发生较慢，但作用持久，麝香酮能明显增加子宫收缩频率和强度，并有抗着床和抗早孕作用，且随孕期延长，抗孕作用更趋显著。

（6）本品对人体肿瘤细胞有抑制作用，浓度大则作用强，对小鼠艾氏腹水癌细胞和肉瘤 S180 细胞有杀灭作用。

2. 冰片

（1）冰片中的主要成分龙脑、异龙脑均有耐缺氧的作用。

（2）龙脑、异龙脑有镇静作用。

（3）冰片局部应用对感觉神经有轻微刺激，有一定的止痛及温和的防腐作用。

（4）经肠系膜吸收迅速，给药 5 分钟即可通过血脑屏障，且在脑蓄积时间长，量也相当高，此为冰片的芳香开窍作用提供了初步实验依据。

（5）较高浓度（0.5%）对葡萄球菌、链球菌、肺炎双球菌、大肠杆菌及部分致病性皮肤真菌等有抑制作用。

（6）对中、晚期妊娠小鼠有引产作用。

3. 苏合香

（1）苏合香为刺激性祛痰药，并有较弱的抗菌作用，可用于各种呼吸道感染。

（2）有温和的刺激作用，可缓解局部炎症，并能促进溃疡与创伤的愈合。

（3）有增强耐缺氧能力的作用，对狗实验性心肌梗死有减慢心率、改善冠脉流量和降低心肌耗氧的作用。

（4）对兔、大鼠血小板聚集有显著抑制作用。

4. 石菖蒲

（1）石菖蒲水煎剂、挥发油或细辛醚、β-细辛醚均有镇静作用和抗惊厥作用。

（2）对豚鼠离体气管和回肠有很强的解痉作用。

（3）石菖蒲挥发油静脉注射有确切的平喘作用，与舒喘灵吸入后的即时疗效相似。

（4）石菖蒲挥发油对大鼠由乌头碱诱发的心律失常有一定治疗作用，并能对抗由肾上腺素或氯化钡诱发的心律失常，挥发油治疗量时还有减慢心律作用。

（5）煎剂可促进消化液分泌，制止胃肠的异常发酵。

（6）高浓度浸出液对常见致病性皮肤真菌有抑制作用。

十七、补虚药

1. 人参

（1）人参具有抗休克作用，人参注射液对失血性休克和急性中毒性休克患者比其他原因引起的休克，效果尤为显著。

（2）可使心搏振幅及心率显著增加，在心功能衰竭时，强心作用更为显著。

（3）能兴奋垂体－肾上腺皮质系统，提高应激反应能力。

（4）对高级神经活动的兴奋和抑制过程均有增强作用。

（5）能增强神经活动过程的灵活性，提高脑力劳动功能。

（6）有抗疲劳，促进蛋白质、RNA、DNA 的合成，促进造血系统功能，调节胆固醇代谢等作用。

（7）能增强机体免疫功能。

（8）能增强性腺功能，有促性腺激素样作用。

（9）能降低血糖。

（10）此外，尚有抗炎、抗过敏、抗利尿及抗肿瘤等多种作用。

（11）人参的药理活性常因机体状态不同而呈双向作用。

2. 党参

（1）党参能调节胃肠运动、抗溃疡、增强免疫功能。

（2）对兴奋和抑制两种神经过程都有影响。

（3）党参皂苷还能兴奋呼吸中枢。

（4）对动物有短暂的降压作用，但又能使晚期失血性休克家兔的血压回升。

（5）能显著升高兔血糖，其升血糖作用与所含糖分有关。

（6）能升高动物红细胞、血红蛋白、网织红细胞。

（7）有延缓衰老、抗缺氧、抗辐射等作用。

3. 黄芪

（1）黄芪能促进机体代谢、抗疲劳、促进血清和肝脏蛋白质的新陈代谢。

（2）有明显的利尿作用，能消除实验性肾炎尿蛋白。

（3）能改善动物贫血。

（4）能升高低血糖，降低高血糖。

（5）能兴奋呼吸。

（6）能增强和调节机体免疫功能，对干扰素系统有促进作用，可提高机体的抗病力。

（7）对流感病毒等多种病毒所致细胞病变有轻度抑制作用，对流感病毒感染小鼠有保护作用。

（8）有较广泛的抗菌作用。

（9）黄芪在细胞培养中，可使细胞数明显增多，细胞生长旺盛，寿命延长。

（10）能增强心肌收缩力，保护心血管系统，抗心律失常，扩张冠状动脉和外周血管，降低血压，能降低血小板黏附力，减少血栓形成。

（11）还有降血脂、抗衰老、抗缺氧、抗辐射、保肝等作用。

4. 白术

（1）白术对肠管活动有双向调节作用，当肠管兴奋时呈抑制作用，而肠管抑制时则呈兴奋作用。

（2）有防治实验性胃溃疡的作用。

（3）有强壮作用；能促进小鼠体重增加。

（4）能明显促进小肠蛋白质的合成；能促进细胞免疫功能。

（5）有一定升高白细胞作用。

（6）能保肝、利胆、利尿、降血糖、抗血凝、抗菌、抗肿瘤。

（7）白术挥发油有镇静作用。

5. 山药

（1）山药对实验大鼠脾虚模型有预防和治疗作用。

（2）对离体肠管运动有双向调节作用，有助消化作用。

（3）对小鼠细胞免疫功能和体液免疫有较强的促进作用。

（4）有降血糖、抗氧化等作用。

6. 甘草

（1）甘草有抗心律失常作用。

（2）有抗溃疡，抑制胃酸分泌，缓解胃肠平滑肌痉挛及镇痛作用，并与芍药的有效成分芍药苷有协同作用。

（3）能促进胰液分泌。

（4）有明显的镇咳作用，祛痰作用也较显著，还有一定平喘作用。

（5）有抗菌、抗病毒、抗炎、抗过敏作用。

（6）能保护发炎的咽喉和气管黏膜。

（7）对某些毒物有类似葡萄糖醛酸的解毒作用。

（8）有类似肾上腺皮质激素样作用。

（9）有抗利尿、降脂、保肝等作用。

7. 大枣

（1）大枣能增强肌力，增加体重；能增加胃肠黏液分泌，纠正胃肠病损，保护肝脏。

（2）有增加白细胞内 cAMP 含量，抗变态反应作用。

（3）有镇静催眠作用。

（4）还有抑制癌细胞增殖、抗突变、镇痛及镇咳、祛痰等作用。

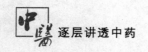

8. 淫羊藿

（1）淫羊藿能增强下丘脑－垂体－性腺轴及肾上腺皮质轴、胸腺轴等内分泌系统的分泌功能。

（2）淫羊藿提取液能影响"阳痿"模型小鼠DNA合成，并促进蛋白质的合成，调节细胞代谢，明显增强动物体重及耐冻时间。

（3）淫羊藿醇浸出液能显著增强离体兔心冠脉流量。

（4）淫羊藿煎剂及水煎乙醇浸出液给兔、猫、大鼠静注，均呈降压作用。

9. 巴戟天

（1）能显著增加小鼠体重，延长小鼠游泳时间。

（2）乙醇提取物及水煎剂有明显的促肾上腺皮质激素样作用。

10. 仙茅

（1）仙茅可延长实验动物的平均存活时间。

（2）仙茅醇浸剂可明显提高小鼠腹腔巨噬细胞吞噬百分数和吞噬指数。

（3）仙茅水煎液可明显增加大鼠垂体前叶、卵巢和子宫重量，卵巢HCG/LH受体特异结合力明显提高。

（4）仙茅醇浸剂可明显延长小鼠睡眠时间。

（5）对抗印防己毒素所致小鼠惊厥，具有镇定、抗惊厥作用。

11. 杜仲

（1）杜仲皮煎剂可显著减少小鼠活动次数。

（2）杜仲煎剂能延长戊巴比妥钠的睡眠时间，并能使实验动物反应迟钝，嗜睡等。

（3）杜仲皮能抑制DNCB所致小鼠迟发型超敏反应。

（4）能对抗氧化可的松的免疫抑制作用，具有调节细胞免疫平衡的功能，且能使血糖增高。

（5）生杜仲、炒杜仲和砂烫杜仲的水煎剂对家兔和狗都有明显的降压作用，但生杜仲降压作用较弱，炒杜仲和砂烫杜仲的作用几乎完全相同，其降压的绝对值相当于生杜仲的两倍。

（6）能对抗垂体后叶素对离体子宫的作用，显著抑制大白鼠离体子宫自主收缩的抑制作用增强。

12. 续断

（1）续断有抗维生素E缺乏症的作用。

（2）对疮疡有排脓、止血、镇痛、促进组织再生作用。

（3）可促进去卵巢小鼠子宫的生长发育。

13. 补骨脂

（1）复方补骨脂冲剂对垂体后叶素引起的小鼠急性心肌缺血有明显的保护作用。

（2）补骨脂对由组胺引起的气管收缩有明显扩张作用。

（3）补骨脂酚有雌激素样作用，能增强阴道角化，增强子宫重量。

（4）补骨脂是通过调节神经和血液系统，促进骨髓造血，增强免疫和内分泌功能，从而发挥抗衰老作用。

14. 益智仁

（1）益智仁的甲醇提取物对豚鼠左心房收缩力有明显增强作用。

（2）益智仁的水提取物对移植于小鼠腹腔中的腹水型肉瘤细胞的增长有中等强度的抑制作用。

15. 当归

（1）当归挥发油能对抗肾上腺素－脑垂体后液素或组织胺对子宫的兴奋作用。

（2）当归水或醇溶性非挥发性物质对离体子宫有兴奋作用，使子宫收缩加强。大量或多次给药时，甚至可出现强直性收缩，醇溶性物质作用比水溶性物质作用强。

（3）当归浸膏有显著扩张离体豚鼠冠脉作用，增加冠脉血流量。麻醉犬静注本品心率无明显改变，冠脉阻力和总外周阻力下降，冠脉血流量显著增加，心肌氧耗量显著下降，心排出量和心搏指数有增加趋势。

（4）当归中性油对实验性心肌缺血亦有明显保护作用。

（5）当归及其阿魏酸钠有明显的抗血栓作用。

（6）当归水浸液给小鼠口服能显著促进血红蛋白及红细胞的生成。

16. 白芍

（1）白芍水煎剂给小鼠饲喂，腹腔巨噬百分率和吞噬指数均较对照组有明显提高。

（2）白芍能促进小鼠腹腔巨噬细胞的吞噬功能。

（3）白芍水煎剂可拮抗环磷酰胺对小鼠外周 T 淋巴细胞的抑制作用，使之恢复正常水平，表明白芍可使处于低下状态的细胞免疫功能恢复正常。

（4）白芍提取物对大鼠蛋清性急性炎症水肿有明显抑制作用，对棉球肉芽肿有抑制增生作用。

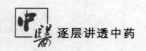

（5）白芍对醋酸引起的扭体反应有明显的镇痛效果，与甘草的甲醇复合物合用，二者对醋酸扭体反应有协同镇痛作用。

（6）芍药中的主要成分芍药苷具有较好的解痉作用。

17. 熟地

（1）地黄能对抗连续服用地塞米松后血浆皮质酮浓度的下降，并能防止肾上腺皮质萎缩。

（2）地黄煎剂灌胃能显著降低大白鼠肾上腺维生素 C 的含量。可见地黄具有对抗地塞米松对垂体－肾上腺皮质系统的抑制作用，并能促进肾上腺皮质激素的合成。

（3）六味地黄汤对大鼠实验性肾性高血压有明显的降血压、改善肾功能、降低病死率的作用。

（4）六味地黄汤明显对抗 N－亚硝基氨酸乙酯诱发小鼠前胃鳞状上皮细胞癌的作用。

18. 阿胶

（1）用放血法，使犬血红蛋白、红细胞下降，结果证明阿胶有强大的补血作用，疗效优于铁剂。

（2）服阿胶者血钙浓度有轻度增高，但凝血时间没有明显变化。

19. 何首乌

（1）用含有 0.4%、2% 首乌粉的饲料给老年鹌鹑饲喂，能明显延长其平均生存时间，延长寿命。

（2）何首乌水煎液给老年小鼠和青年小鼠喂服，能显著增加脑和肝中蛋白质含量。

（3）对脑和肝组织中的 B 型单胺氧化酶活性有显著抑制作用，并能使老年小鼠的胸腺不致萎缩，甚至保持年轻的水平。

（4）能显著增加小鼠胸腺、腹腔淋巴结、肾上腺的重量，使脾脏有增重趋势。同时还能增加正常白细胞总数、对抗泼尼松龙免疫抑制作用及所致白细胞下降作用。

（5）家兔急性高脂血症模型实验表明，首乌能使其血中的高胆固醇较快下降至正常水平。

（6）首乌中提出的大黄酚能促进肠管运动。

20. 百合

（1）百合水提液对实验动物有止咳、祛痰作用。

（2）可对抗组织胺引起的蟾蜍哮喘。

（3）百合水提液还有强壮、镇静、抗过敏作用。

（4）百合水煎醇沉液有耐缺氧作用。

（5）可防止环磷酰胺所致白细胞减少症。

21. 麦冬

（1）家兔用麦冬煎剂肌内注射，能升高血糖。

（2）正常兔口服麦冬的水、醇提取物则有降血糖作用。

（3）麦冬能增强网状内皮系统吞噬能力，升高外周白细胞，提高免疫功能。

（4）能增强垂体肾上腺皮质系统作用，提高机体适应性。

（5）能显著提高实验动物耐缺氧能力，增加冠脉流量，对心肌缺血有明显保护作用，并能抗心律失常及改善心肌收缩力。

（6）有改善左心室功能与抗休克作用。

（7）还有一定镇静和抗菌作用。

22. 枸杞子

（1）枸杞子对免疫有促进作用，同时具有免疫调节作用。

（2）可提高血睾酮水平，起强壮作用。

（3）对造血功能有促进作用。

（4）对正常健康人也有显著升高白细胞作用。

（5）还有抗衰老、抗突变、抗肿瘤、降血脂、保肝及抗脂肪肝、降血糖、降血压作用。

23. 墨旱莲

（1）本品具有提高机体非特异性免疫功能，消除氧自由基以抑制 5 - 脂氧酶，保护染色体，保肝，促进肝细胞的再生。

（2）增加冠状动脉流量，延长小鼠在常压缺氧下的生命，提高在低压缺氧情况下小鼠的存活率。

（3）有镇静、镇痛、促进毛发生长、使头发变黑、止血、抗菌、抗阿米巴原虫、抗癌等作用。

24. 龟甲

（1）龟甲能改善动物阴虚证病理动物功能状态，使之恢复正常。

（2）能增强免疫功能。

（3）具有双向调节 DNA 合成率的效应。

（4）对离体和在体子宫均有兴奋作用。

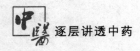

（5）有解热、补血、镇静作用；尚有抗凝血、增加冠脉流量和提高耐缺氧能力等作用。

（6）龟甲胶有一定增加白细胞数的作用。

25. 鳖甲

（1）鳖甲能降低实验性甲亢动物血浆 CAMP 含量。

（2）能提高淋巴母细胞转化率，延长抗体存在时间，增强免疫功能。

（3）能保护肾上腺皮质功能。

（4）能促进造血功能，提高血红蛋白含量。

（5）能抑制结缔组织增生，故可消散肿块。

（6）有防止细胞突变作用。

（7）有一定镇静作用。

十八、收涩药

1. 麻黄根

（1）麻黄根甲醇提取物能降低血压，但麻黄素有升压作用。

（2）麻黄根所含生物碱可使蛙心收缩减弱，对末梢血管有扩张作用，对肠管、子宫等平滑肌呈收缩作用。

（3）能抑制低热和烟碱所致的发汗。

2. 五味子

（1）本品对神经系统各级中枢均有兴奋作用，对大脑皮层的兴奋和抑制过程均有影响，使之趋于平衡。

（2）对呼吸系统有兴奋作用，有镇咳和祛痰作用。

（3）能降低血压。

（4）能利胆，降低血清转氨酶，对肝细胞有保护作用。

（5）有与人参相似的适应原样作用，能增强机体对非特异性刺激的防御能力。

（6）能增加细胞免疫功能，使脑、肝、脾脏 SOD 活性明显增强，故具有提高免疫，抗氧化、抗衰老作用。

（7）对金黄色葡萄球菌、肺炎杆菌、肠道沙门菌、绿脓杆菌等均有抑制作用。

3. 乌梅

（1）本品水煎剂在体外对多种致病性细菌及皮肤真菌有抑制作用。

（2）能抑制离体兔肠管的运动。

（3）有轻度收缩胆囊作用能促进胆汁分泌。

（4）在体外对蛔虫的活动有抑制作用。

（5）对豚鼠的蛋白质过敏性休克及组胺性休克有对抗作用，但对组胺性哮喘无对抗作用。

（6）能增强机体免疫功能。

4. 诃子

（1）诃子所含鞣质有收敛、止泻作用，除鞣质外，还含有致泻成分，故与大黄相似，先致泻而后收敛。

（2）诃子水煎剂（100%）除对各种痢疾杆菌有效外，且对绿脓杆菌、白喉杆菌作用较强，对金黄色葡萄球菌、大肠杆菌、肺炎球菌、溶血性链球菌、变形杆菌、鼠伤寒杆菌均有抑制作用。

（3）用盐酸、乙醚提取的乙醇提取物具有更强的抗菌及抗真菌作用。

（4）乙酸乙酯、丁酮、正丁醇和水的提取物、大剂量诃子苯和三氯甲烷提取物具有强心作用。

（5）从干果中用80%乙醇提得的诃子素，对平滑肌有罂粟碱样的解痉作用。

5. 赤石脂

（1）有吸附作用。能吸附消化道内的有毒物质、细菌毒素及代谢产物，减少对肠道黏膜的刺激，而呈止泻作用。

（2）对胃肠黏膜有保护作用。

（3）能制止胃肠道出血，显著缩短家兔血浆再钙化时间。

6. 山茱肉

（1）果实煎剂在体外对痢疾杆菌、金黄色葡萄球菌及堇毛癣菌，流感病毒等有不同程度抑制作用。

（2）山茱萸注射液能强心、升压。并能抑制血小板聚集，抗血栓形成。

（3）山茱萸醇提取物对四氧嘧啶、肾上腺素性及链脲佐菌素（STZ）所形成的大鼠糖尿病，有明显降血糖作用。

（4）山茱萸流浸膏对麻醉犬有利尿作用。

（5）山茱萸对非特异性免疫功能有增强作用，体外试验能抑制腹水癌细胞。

（6）有抗实验性肝损害作用。

（7）对于因化学疗法及放射疗法引起的白细胞下降，有使其升高的作用。

（8）有抗氧化作用。

（9）有较弱的兴奋副交感神经作用。

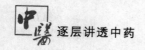

（10）所含鞣质有收敛作用。

7. 桑螵蛸

（1）经药理试验证明，本药具有轻微抗利尿及敛汗作用，其作用机制有待进一步研究。

（2）另有报道，本药还具有促进消化液分泌，降低血糖、血脂及抑制癌症作用。

8. 金樱子

（1）金樱子所含鞣质具有收敛、止泻作用。

（2）煎液对金黄色葡萄球菌、大肠杆菌、绿脓杆菌、破伤风杆菌、钩端螺旋体及流感病毒均有抑制作用。

（3）金樱子煎剂具有抗动脉粥样硬化作用。

9. 海螵蛸

（1）海螵蛸具有抗消化性溃疡、抗肿瘤、抗放射及接骨作用。

（2）海螵蛸中所含的碳酸钙能中和胃酸，改变胃内容物 pH 值，降低胃蛋白酶活性，促进溃疡面愈合。另外，其所含腔质与胃中有机质和胃液作用后，可在溃疡面上形成保护膜，使出血趋于凝固。

（3）通过动物实验，海螵蛸有明显促进骨缺损修复作用。

（4）海螵蛸依地酸提取液对 S180 肉瘤及腹水型肉瘤均有抑制作用。

（5）海螵蛸水提液灌胃可明显提高^{60}Co 射线辐射大鼠的存活率及血中 5 – 羟色胺含量。

10. 芡实

本品具有收敛、滋养作用。

十九、涌吐药

1. 常山

（1）常山的水煎剂及醇提液对疟疾有显著的疗效，其中常山碱甲的疗效相当于奎宁，常山碱丙抗疟作用最强，约为奎宁的 100 倍，常山碱乙次之。

（2）常山碱甲、乙、丙还能通过刺激胃肠的迷走与交感神经末梢而反射性地引起呕吐。

（3）此外，本品尚能降压、兴奋子宫、抗肿瘤、抗流感病毒、抗阿米巴原虫等。

2. 瓜蒂

（1）甜瓜素能刺激胃感觉神经，反射地兴奋呕吐中枢而致吐。

（2）能明显降低血清 ALT，对肝脏的病理损害有一定的保护作用，能增强细胞免疫功能。

（3）尚能抗肿瘤、降压、抑制心肌收缩力、减慢心率等。

3. 胆矾

（1）本品内服后能刺激胃壁神经，引起反射性呕吐，并能促进胆汁分泌。

（2）外用与蛋白质结合，生成不溶性蛋白质化合物而沉淀，故胆矾浓溶液对局部黏膜具有腐蚀作用，可退翳。

（3）对化脓性球菌、肠道伤寒、副伤寒、痢疾杆菌和沙门菌等均有较强的抑制作用。

二十、攻毒杀虫止痒药

1. 雄黄

（1）0.12% 雄黄体外对金黄色葡萄球菌有100%的杀灭作用，提高浓度也能杀灭大肠杆菌，以及抑制结核杆菌与耻垢杆菌。

（2）其水浸剂（1:2）在试管内对堇色毛癣菌等多种致病性皮肤真菌有不同程度抑制作用。

（3）雄黄可通过诱导肿瘤细胞凋亡，抑制细胞 DNA 合成，增强机体的细胞免疫功能等多种因素发挥其抗肿瘤作用。

（4）此外，还有可抗血吸虫及疟原虫的作用。

2. 硫黄

（1）硫黄与皮肤接触，产生硫化氢及五硫磺酸，从而有溶解角质、杀疥虫、细菌、真菌作用。

（2）对动物实验性炎症有治疗作用，能使支气管慢性炎症细胞浸润减轻，并可促进支气管分泌增加而祛痰。

（3）一部分硫黄在肠内形成硫化氢，刺激肠壁增加蠕动，而起缓泻作用。

3. 白矾

（1）白矾能强力凝固蛋白质，临床使用可以消炎、止血、止汗、止泻和用作硬化剂。

（2）可广谱抗菌，对多种革兰阳性球菌和阴性杆菌、某些厌氧菌、皮肤癣菌、白色念珠菌均有不同程度抑菌作用，对绿脓杆菌、大肠杆菌、金黄色

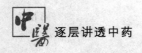

葡萄球菌抑制明。

（3）在体外有明显抗阴道滴虫作用。

（4）白矾经尿道灌注有止血作用。

（5）能促进溃疡愈合。

（6）净化混浊生水。

（7）利胆作用：白矾 0.6g/kg 十二指肠给药，对麻醉大鼠明显增加胆汁流量。

4. 蛇床子

（1）蛇床子能延长小鼠交尾期，增加子宫及卵巢重量。

（2）其提取物也有雄激素样作用，可增加小鼠前列腺、精囊、提肛肌重量。

（3）对耐药性金黄色葡萄球菌、绿脓杆菌及皮肤癣菌有抑制作用。

（4）可延长新城鸡瘟病毒鸡胚的生命。

（5）杀灭阴道滴虫。

（6）所含的花椒毒酚有较强的抗炎和镇痛作用。

（7）另外，还有抗心律失常，降低血压，祛痰平喘，延缓衰老，促进记忆，局麻，抗诱变，抗骨质疏松，杀精子等作用。

5. 蜂房

（1）实验证明，露蜂房水提取液对急性和慢性炎症均能抑制，镇痛作用则主要对慢性疼痛有效。

（2）其丙醇和醇、醚提取物均有显著促凝血作用。

（3）水提取物能明显促进大鼠体外血栓形成，并能增加血小板的黏附率。

（4）蜂房油可驱蛔虫、绦虫。

（5）提取物有降压、扩张血管及强心作用，并可抗癌、抗菌和降温。

6. 大蒜

（1）大蒜有抗较强的广谱抗菌作用，如对金黄色葡萄球菌、痢疾杆菌、幽门螺旋杆菌、多种致病性浅部真菌、白色念珠菌、蜣虫热立克次体、流感病毒 B、疱疹病毒，以及阴道滴虫、阿米巴原虫等，均有不同程度抑杀作用。抗菌作用紫皮蒜优于白皮蒜，鲜品强于干品。

（2）又可降低胆固醇和甘油三酯，防治动脉粥样硬化，降血脂可能与减少内源性胆固醇合成有关。

（3）大蒜油能抑制血小板聚集增加纤维蛋白的溶解活性。

（4）本品又可抗肿瘤，抗突变和阻断亚硝酸胺合成。

（5）另外，还有不同程度的抗炎、免疫增加、抗氧化、延缓衰老、降血压、护肝、降血糖、杀精子、兴奋子宫、驱铅等作用。

二十一、拔毒化腐生肌药

1. 炉甘石

本品所含的碳酸锌不溶于水，外用能部分吸收创面的分泌液，有防腐、收敛、消炎、止痒及保护创面作用，并能抑制局部葡萄球菌的生长。

2. 硼砂

（1）硼砂对多种革兰阳性与阴性菌、浅部皮肤真菌及白色念珠菌有不同程度抑制作用，并略有防腐作用。

（2）对皮肤和黏膜还有收敛和保护作用。

（3）实验表明，硼砂能抗电惊厥和戊四氮阵挛性惊厥；减轻机体氟负荷，调整体内微量元素平衡，增加尿氟排出，但不能动员骨氟的移出。

第六章
药物配伍应用之律

按照病情的不同需要和药物的不同特点，有选择性的把两种或两种以上的药物配合起来一起应用，就叫做配伍。

第一节　药物配伍的原则

安全、有效，是药物配伍的原则。

虽然现在有人研究证明有些十八反、十九畏在临床上也可以配伍应用，不过，当我们没有经验的时候，最好避开不用。

1. 十八反

甘草反甘遂、大戟、海藻、芫花；乌头反贝母、瓜蒌、半夏、白蔹、白及；藜芦反人参、沙参、丹参、玄参、苦参、细辛、芍药。

十八反歌诀：

本草明言十八反，半蒌贝蔹及攻乌。

藻戟遂芫俱战草，五参辛芍叛藜芦。

2. 十九畏

硫黄畏朴硝，水银畏砒霜，狼毒畏密陀僧，巴豆畏牵牛，丁香畏郁金，川乌、草乌畏犀角，牙硝畏三棱，官桂畏石脂，人参畏五灵脂。

十九畏歌诀：

硫黄原是火中精，朴硝一见便相争。

水银莫与砒霜见，狼毒最怕密陀僧。

巴豆性烈最为上，偏与牵牛不顺情。

丁香莫与郁金见，牙硝难合荆三棱。

川乌草乌不顺犀，人参最怕五灵脂。

官桂善能调逆气，若逢石脂便相欺。

第二节　药物的配伍关系

前人把单味药的应用同药与药之间的配伍关系，总结为七个方面，称为药物的"七情"，即单行、相须、相使、相畏、相杀、相恶、相反。

（1）单行：就是单用一味药来治疗疾病。例如用一味马齿苋治疗痢疾；独参汤单用一味人参大补元气，治疗虚脱等。

（2）相须：就是功用相类似的药物，配合应用后可以起到协同作用，加强了药物的疗效，如石膏、知母都能清热泻火，配合应用作用更强；大黄、芒硝都能泻下通便，配用后作用更为明显等。

（3）相使：就是用一种药物作为主药，其他药物来配合提高主药的功效。如脾虚水肿，用黄芪配合茯苓，可加强益气健脾利水的作用；胃火牙痛，用石膏清胃火，再配合牛膝引火下行，促使胃火牙痛更快地消除等。

（4）相畏：就是一种药物的毒性或其他有害作用能被另一种药抑制或消除。如生半夏有毒性，可以用生姜来消除它的毒性。

（5）相杀：就是一种药能消除另一种药物的毒性反应。如防风能解砒霜毒、绿豆能减轻巴豆毒性等。

（6）相恶：就是两种药配合应用以后，一种药可以减弱另一种药物的药效。如人参能大补元气，配合莱菔子同用，就会损失或减弱补气的功能等。

（7）相反：就是两种药物配合应用后，可能发生剧烈的不良反应。

以上药性"七情"，除了单行以外，都是说明药物配伍需要加以注意的。

相须、相使，是临床用药尽可能加以考虑的，以便使药物更好地发挥疗效，一般用药"当用相须、相使者良"。

相畏、相杀，是临床使用毒性药物或具有副作用药物时要加以注意的，"若有毒宜制，可用相畏、相杀者"。

相恶、相反，是临床用药必须注意禁忌的配伍情况，所以"勿用相恶、相反者"。

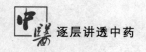

第三节　药物配伍应用心得

（一）药物配伍应用

关于药物的配伍应用，历代医家均有应用心得，现在，随着本草书的更多出版，比如中国科学技术出版社出版的《中药配伍应用》、湖南科学技术出版社出版的《朱良春用药经验集》、中国中医药出版社出版的《用药杂谈》等等，中药的配伍应用更是得以总结和发挥。我引用了秦伯未老师在《谦斋医学讲稿》中谈到的"重视药物的配伍"，以供临床用药参考：

处方上经常当归、白芍同用，苍术、厚朴同用，半夏、陈皮同用等等。这种药物的配伍，主要是前人经验的积累，有根据，有理论，不是随便凑合的。通过适当的配伍，能加强药物的效能，扩大治疗的范围，值得我们重视。兹为便于大家掌握和进一步理解它的作用，拟分三类叙述如下。

（1）第一类：用两种相对的性质和不同气味、不同功能的药物结合，如气与血，寒与热，补与泻，散与收，升与降，辛与苦等，在相反相成中，改变其本来的功效或取其另一种新的效果。这类配伍最有意义。

例如：

桂枝—白芍（气—血）　　桂枝汤，调和营卫。

人参—丹参（气—血）　　二参丹，养心和血。

金铃子—延胡索（气—血）　金铃子散，止腹痛。

香附—高良姜（气—血）　　良附丸，止胃脘痛。

山栀—牡丹皮（气—血）　　加味逍遥散，清肝热。

黄连—肉桂（寒—热）　　交泰丸，治心肾不交。

黄连—吴茱萸（寒—热）　　左金丸，平肝制吞酸。

黄连—干姜（寒—热）　　泻心汤，除胸中邪结。

柿蒂—丁香（寒—热）　　丁香柿蒂汤，止呃逆。

石膏—细辛（寒—热）　　二辛散，消牙龈肿痛。

黄连—木香（寒—温）　　香连丸，止赤白痢。

黄芩—厚朴（寒—燥）　　芩朴散，化脾胃湿热。

黄柏—苍术（寒—燥）　　二妙丸，治下焦湿热。

白术—枳实（补—消）　　枳术丸，健脾消痞。

黄芪—防风（补—散）　　玉屏风散，治体虚感冒。

白芍—柴胡（补—散）　　四逆散，和肝泻热。

红枣—生姜（补—散）　　桂枝汤，和气血。

鳖甲—青蒿（补—清）　　青蒿鳖甲汤，退骨蒸劳热。

黑芝麻—桑叶（补—清）　　桑麻丸，治肝阳头晕。

枸杞子—菊花（补—清）　　杞菊地黄丸，明目。

干姜—五味子（散—收）　　苓甘五味姜辛汤，化痰饮。

白矾—郁金（敛—散）　　白金丸，治癫痫。

柴胡—前胡（升—降）　　败毒散，疏邪止咳。

桔梗—苏子（升—降）　　杏苏散，调胸膈气滞。

半夏—黄连（辛—苦）　　泻心汤，止呕。

皂角—白矾（辛—酸）　　稀涎散，涌吐风痰。

乌梅—生地黄（酸—甘）　　连梅汤，化阴生津。

乌梅—黄连（酸—苦）　　连梅汤，泻烦热。

当归—白芍（动—静）　　四物汤，养血和血。

（2）第二类：用两种药物相辅而行，互相发挥其特长，从而增强其作用，如化湿结合理气，发汗结合通阳，包括上下、表里结合，以及相须、相使等在内。这类在临床上最为多用。例如：

苍术—厚朴　平胃散，燥湿行气。

淡豆豉—葱白　葱豉汤，散寒通阳。

半夏—陈皮　二陈汤，化痰顺气。

杏仁—贝母　桑杏汤，顺气化痰。

知母—贝母　二母散，清热化痰。

枳实—竹茹　温胆汤，和胃止呕。

木香—槟榔　木香槟榔丸，行气导滞。

人参—蛤蚧　人参蛤蚧散，补肾纳气。

黄芪—防己　黄芪防己汤，行皮水。

人参—附子　参附汤，温补元气。

黄芪—附子　芪附汤，温固卫气。

白术—附子　术附汤，温补中气。

附子—茯苓（相使）　温肾利水。

黄柏—知母（相须）　清下焦湿热。

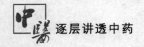

（3）第三类：取性质和功效类似的两种药物的同用，目的在于加强药效，或使内脏之间得到兼顾。例如：

党参—黄芪　补气。

附子—肉桂　温肾回阳。

山药—扁豆　补脾止泻。

沙参—麦冬　润肺生津。

柏子仁—酸枣仁　养心安神。

杜仲—续断　补肾强腰。

麻仁—瓜蒌仁　润肠通便。

龙骨—牡蛎　固脱。

金樱子—芡实　固精。

赤石脂—禹余粮　涩肠。

谷芽—麦芽　助消化。

桑枝—丝瓜络　活络。

牡蛎—石决明　潜阳。

升麻—柴胡　升提气分。

旋覆花—代赭石　降气。

橘核—荔枝核　消疝气。

甘松—山奈　止胃气痛。

海藻—昆布　消痰核。

荆三棱—蓬莪术　消癥瘕痞块。

白茯苓—赤苓　利水。

甘遂—芫花　逐水。

常山—草果　截疟。

当归—川芎　活血祛瘀。

桃仁—红花　破瘀。

蒲黄—五灵脂　祛瘀。

乳香—没药　理气散瘀止痛。

藿香—佩兰　清暑。

金银花—连翘　清热解毒。

黄连—黄芩　泻火。

桑叶—菊花　清风热。

羌活—独活　治风湿疼痛。

川芎—草乌　治寒湿疼痛。

青皮—陈皮　疏肝胃气。

苏梗—藿梗　理脾胃气。

天冬—麦冬　滋养肺肾。

芦根—茅根　清肺胃热。

砂仁—蔻仁　健脾胃。

神曲—山楂　消谷肉食积。

关于药物配伍应用的例子很多，不能悉举。如外感咳嗽常用苦杏仁、象贝母，但肺阴不足，兼见内热，或外邪不解，咳痰不爽的，可与甜杏仁、川贝母合用，处方惯写甜苦杏仁、川象贝。还有三种药配伍，如杏仁、薏苡仁、蔻仁同用，宣化三焦之湿，以及个别地区用神曲、山楂、麦芽消食，处方惯写焦三仙之类，没有提及。

总之，药物配伍有其重要意义，如果知其然，而不知其所以然，或随意凑合，将会造成杂乱和叠床架屋的现象。

（二）配伍原则

我在临床上应用中药时，考虑上面所谈的几种情况之外，还注意这么几种配伍原则：

1. 阴阳结合原则

"善补阳者，必于阴中求阳，则阳得阴助，而生化无穷；善补阴者，必于阳中求阴，则阴得阳升，而泉源不竭"说的就是在用药时一定要注意阴阳结合。

所以，对于阳虚之人，在用补阳药治疗的同时少佐点补阴药，则疗效更好。同样道理，对于阴虚之人，在用滋阴药物治疗的同时，少佐以补阳药，则疗效更是很好。

2. 气血结合原则

从气血的关系就可以知道，病人出现血瘀时少佐一些补气理气药则更使血畅；血溢时少佐一些补气药则更使血固；血虚时少佐一些补气药则更使血旺。气虚时佐以补血药使气有所藏，更好补；气滞时佐以补血药，可消除理气药对人体造成的伤害等。

3. 动静结合原则

药有动静之分：理气活血药为动，滋阴养血药为静；补虚药为静，去实

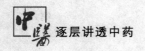

药为动。动药易伤人气血，应用之时需佐以静药来补气血；静药进入人体之后不易流通，佐以动药，则取效更快。

4. 补泻结合原则

补为补虚，泻为通利。旧的不去，新的不来。要补虚，不祛浊不行，故而在用补药时少佐以通利药则补虚更快。而通利之药更能伤人气血，所以在用泻法时结合补法，这样就可避免由于治疗原因而导致病人出现的并发症和后遗症。

第七章
处方用药之律

记中药的目的就是为了用，而处方，就是中药的应用形式。

第一节　处方用药格式

以前，我们更多应用的是君臣佐使处方形式来用药，现在，应用类秦伯未处方格式，不但简单更易掌握，且有的放矢更易取效。

一、秦伯未处方格式

秦伯未先生在《谦斋医学讲稿》中谈到了一种处方格式，很实用，它不同于以往的君臣佐使用药法，我给其取名为"秦伯未处方格式"。现在，我们来了解一下这种处方格式，书中原文是这样写的：

处方用药是根据理法而来，也就是从辨证施治而来的，所就理法方药来说：说理、立法、选方、议药。从辨证施治来说，辨证求因，审因论治，依法选方，据方议药。因此，看到一个处方，对药与证是否符合，药与药的配合是否密切，药量的轻重是否恰当，药物次序的排列是否合适，都能衡量理论水平。

处方的目的为了治病，就必须从本病的病因病机对证下药。因而处方的组成包括三个方面，如果用一个公式来表达，即：

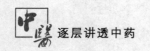

（病因＋病位）＋证状（注：书中写的就是证状，不是症状）

病因是致病的根源，病位是发病的所在，均为用药的目的，首先要明确。证状是病情的具体表现，经过治疗后多数跟随病因的消失而消失，所以临床上根据证状来辨证施治在处方上又往往不受证状的约束。但是既有证状的存在，而且病人的痛苦和精神威胁常随证状的轻重和增减而转移，应该适当地照顾。《内经》上论治法："寒者热之，热者寒之"，便是指病因。又说："其高者因而越之，其下者引而竭之，中满者泻之于内"，便是指病位。又说："散者收之，惊者平之，急者缓之"等，便是指证状。重要的环节在于治疗证状不能离开病因和病位，因为病因、病位是本，证状是标，归根到底不外"治病必求于本"，例如：患者恶寒，喉痒，咳嗽，痰多稀白，脉象浮滑，舌苔白腻。诊断为风寒咳嗽，肺气宣化失职。处方用药就需要针对疏风散寒、宣肺和化痰止嗽几个方面。纳入上面的公式，便是：

（疏风散寒＋宣肺）＋化痰止嗽

处方用药不能离开这治疗的方针和范围。比如常见的杏苏散，就是这样组成的。方内紫苏、前胡辛散风寒，均走肺经，前胡兼能降气化痰；杏仁、桔梗、枳壳、甘草同用，能宣肺而调胸中之气；半夏、陈皮、茯苓有化痰顺气止咳作用。也就是：

（紫苏、前胡＋杏仁、桔梗、枳壳、甘草）＋半夏、陈皮、茯苓

通过这个例子，可以理解处方用药的大法，并能发现几个问题。首先是处方根据治法，有一定的方向和范围，针对病因、病位和证状三方面用药应该互相呼应。如前胡祛风寒，又能降气化痰；杏仁宣肺，又能顺气止咳。其二，引用成方在分析组成药物的作用后，再根据适应证加减，能使更加亲切。如胸不满闷可减枳壳，痰浊不多可减半夏、茯苓；又如牛蒡、象贝的宣肺化痰，胖大海的润喉止咳，均可加入。其三，在这原则上，只要符合于本病治法的方剂都能采用，不符于治法的方剂也能一望而知。如不用杏苏散，可以改用三拗汤，虽然药味简单得多，但麻黄入肺散寒，杏仁宣肺顺气止咳，均切合于病因和病位，并能照顾到证状，所以三拗汤亦为外感咳嗽的有效方剂。反之，用外感风温的银翘散，虽能宣化上焦，先与主因不符，当然不恰当了。其四，所说照顾证状，是从根本上考虑，标本结合，不同于一般的对证疗法。如外感咳嗽目的在于疏邪，绝对不用镇咳药，使外邪能解，肺气清肃，咳嗽自然消失，效果反好。这些都是根据中医理论指导。处方用药必须根据理法，理由也在于此。

二、类秦伯未处方格式

类，是相似的意思。类秦伯未处方格式，就是说这种处方格式和秦伯未处方格式相似，现在，我就具体地谈谈。

中医的目的是防治人体之病，所以，中药处方需要解决的也就是人体所生之病。而病，是由病因、病性、病态、病位、表象和病势（这里不谈病时，即发病时间）构成的，临床上，只要解决了前面的五种情况，后面的病势也自然就消失了，所以，类秦伯未处方格式，就是据此而产生的。

具体来说：

病因 + 病性 + 病态 + 病位 + 表象用药法，就是类秦伯未处方格式。

这种格式，不但包括了多种药组成的处方，也包括了单味药构成的处方。比君臣佐使处方格式更具有兼容性，比如单味药处方，君臣佐使的用药原则就失去了意义，但是，类秦伯未处方格式就能解释得通。

这种格式，临床上不但实用而且简单。

关于格式中的每类用药，在前面已经谈过了，比如我们只记住了发散风寒的桂枝、发散风热的柴胡、清热药的黄连、温里药的肉桂、补气的黄芪、补血的当归、补阴的熟地、补阳的淫羊藿、活血的丹参、除痰的陈皮、理气的香附，还记住了几个消除表象的药物，那么，临床应用时，见到血瘀导致的疼痛，这时的处方就是"丹参 + 延胡索"，因为丹参活血，延胡索止痛；如果感觉一味丹参的活血作用不够，那么，我们就可以加用川芎、桃仁、红花等，一味延胡索的止疼作用不够，那么，我们就可以再加乳香、没药等；如果我们诊断出病性为热，那么就可以给里面加清热的黄连（如果感觉黄连过于苦寒，则可以加用其他的金银花等平病性的药物），如果诊断出病性为寒，那么就可以给里面加入温热的肉桂等。

见到气血两虚的病人，就可以直接用黄芪和当归来处方治疗；如果感觉气虚严重，这时就可以加用党参、山药甚或人参等来补气，如果感觉血虚严重，这时就可以加用白芍、熟地等补血。气血两虚导致痰湿出现的，就可以再加用陈皮，感觉陈皮的力量不够的，可以再加用白术、白芥子、半夏等。气血两虚导致痰湿和气滞的，这时在前方的基础上再加用香附，考虑一味香附的力量太小，可以再加上柴胡、木香、乌药、佛手等。

当然，临床用药的时候还要注意每一味药的特性和达病位的问题，比如见到气血两虚的病人，本可以用黄芪和当归来治疗，但患者出现了口干、形

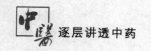

体消瘦的情况，这时考虑到黄芪有点燥，故而，就需弃之不用而改用党参来补气；体内有热，考虑到当归药性温热，于病性不宜，故而，也弃之不用而改用白芍、生地等来补血。再比如一个人是因受寒导致皮肤发紫，我们诊断是因寒所致的血瘀，这时的治疗就是祛寒 + 活血，由于你只记住了祛寒的肉桂、活血的丹参，那么，你的组方就是肉桂 + 丹参，虽然能从理上说通，但是，这是用药不精所致，为什么？因为这里的寒需要散，所以，祛寒之药应改为桂枝；丹参虽能活血化瘀，但药性凉寒，于病性不宜，故而，换成药性温热的当归，则更好。

下面，我们再通过一些临床实例来详细了解一下这种处方格式的用法。

（1）比如一个人患有胃寒的呕吐（具体的辨证过程，我就不多说了），这时，我们根据这个处方格式就往里套药：

病因（胃寒）+病性（寒）+病态（实）+病位（中焦）+表象（呕吐）

根据简单原则，一味生姜就能解决问题：胃寒，生姜能温；病性的寒，生姜能平；病态的实，生姜能散；病位在中焦，生姜能达；表象的呕吐，生姜可除（生姜为呕家之圣药）。所以，处方中的药，就用生姜。如果感觉到胃寒严重，那么，可以加用干姜，因为干姜不但能到病位，且能有很好的温里作用。这时处方中的药就是生姜、干姜。

（2）吴某，女，52岁，2015年1月7日初诊。

自述失眠半年，现除失眠外还有右膝肿痛，头昏沉，胃胀，小腹下坠，左腿有拘紧感。舌质暗淡，苔白厚，脉滑紧。

【诊断】为寒湿内阻，清气不足。

【治疗】以附子、肉桂、干姜、生姜、吴茱萸消除病性；以黄芪、当归、葛根补虚；以白芷、茯苓、丹参、川芎泻实，修复病态；加川断以达病位。这里的病性和病态也是导致疾病发生的病因。

【处方】黄芪150克，当归30克，制附子30克（先煎），干姜10克，生姜30克，葛根60克，茯苓30克，肉桂30克（后下），吴茱萸10克，川断30克，丹参30克，川芎30克，白芷30克。7剂。

1月15日二诊，失眠、头昏等诸症明显减轻。继用上方7剂。

（3）孙某，男，61岁。2014年12月15日初诊。

自述胃堵闷难受，食后更甚。感觉胃脘部发凉，时嗳气。平素容易生气。舌质稍红苔白厚，脉滑实稍数。

【诊断】为胃有积食，寒湿内阻。

【治疗】以代赭石、磁石、厚朴、大腹子、神曲、生麦芽、鸡内金、陈皮、枳壳修复病态；以干姜、生姜平病性；以旋覆花除表象。当然，这些药物都能达病位。

【处方】代赭石120克（先煎），磁石60克（先煎），生神曲30克，生麦芽30克，鸡内金10克，大腹子30克，厚朴30克，陈皮30克，枳壳30克，干姜10克，生姜30克，旋覆花10克（包煎）。7剂。

2015年1月20日二诊，自述服药后诸症均除，前几天因饮食不慎又感觉到胃脘部有些发满，无其他不适。舌质淡，苔白，脉滑。

【随即处方】陈皮30克，茯苓30克，桂枝30克，白芥子30克，党参30克，磁石30克（先煎），生神曲30克，莱菔子30克，干姜10克，生姜30克，香附30克。7剂。

（4）郭某，男，48岁，2014年12月9日初诊。

自述双胁下疼数日，余无不适。舌质淡暗，苔白，脉紧，重按则虚。

诊断为本虚标实，气虚血瘀，体内寒滞。

【治疗】以黄芪、当归、白术、山楂、丹参、川芎、乳香、没药修复病态；以肉桂、干姜、吴茱萸、补骨脂平病性。

【处方】生黄芪90克，当归30克，丹参30克，川芎30克，肉桂30克（后下），生山楂30克，生白术30克，干姜10克，吴茱萸10克，补骨脂30克，乳香10克，没药10克。7剂。

现在，我再回顾《伤寒名医验案极限解读》中的一个病案，主要的目的就是让大家看看如何用类秦伯未处方格式来分析我们最常用的桂枝汤：

> 里间张太医家一妇，病伤寒，发热，恶风，自汗，脉浮而弱。予曰，当服桂枝，彼云家有自合者，予令三啜之，而病不除。予询其药中有肉桂耳。予曰，肉桂与桂枝不同，予自治以桂枝汤，一啜而解。（《伤寒九十论》）

【解析】这个病案说的是张太医家有一个妇女，感受风寒之后，出现了发热、恶风、自汗的症状，把其脉，为浮而弱。治疗的大夫就说了，这个病人应该服用桂枝汤，恰巧病人说自己家里就有合在一起的"桂枝汤"之药。于是，大夫就让病人煎煮之后喝三次，没想到病却没有去除。大夫不解，就问病人是怎么回事，后来才发现是药方中有肉桂的缘故。于是把肉桂变成桂枝，再让病人喝"桂枝汤"，结果是服一次就好了。

现在，我们来分析一下这个病案：

里间张太医家一妇——主要告诉了我们患者是什么样的人。中医治病，

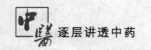

其中一个治疗原则就是因人制宜。体弱的和体壮的，用药不一样。

病伤寒——告诉我们病因。就是说这个患者是由于外感风寒所致的。这里的"伤寒"，为外感风寒的意思，是狭义的伤寒，而广义的伤寒则是指一切外感疾病的总称。

发热——气有余便是火，发热，就说明有多余之气存在。清气都在让脏腑和人体发挥着功能，只有浊气才可能有"多余"的情况出现。患者为外感风寒，寒则收引，本应从皮肤外排的浊气郁结不散，出现"多余"，火热同义，不过有度的不同，于是，便出现了发热。西医的物理降温，就是用酒精或者白酒外擦皮肤，人为地打开皮肤腠理，发散浊气。浊气外排，含量减少，热度随之下降。

恶风——恶风，就是怕风的意思。外感风寒，皮肤受损，外风侵袭，人体不能很好地抵御，则可使风邪内入，更伤人体。生活当中有句话，叫"打不过就跑"，毛主席当年也说过"敌进我退"，所以，对于不能对抗的外邪，我们就需先行避让。身体也一样，不能抗"风"时就躲，这就是恶风。

自汗——自汗，是相对于盗汗而言的。自己能知道的出汗，叫自汗，自己不知道的出汗，叫盗汗。人体之中只有气具有自主运动性，其余所有的物质都是随着气的运动而运行的，汗液的外出也不例外。患者感受风寒，皮肤受损，皮下的浊气不能畅排，郁结之后便形成"发热"；浊气必排，皮下的浊气要么被运送到胸中，随呼吸外排，要么被运送到肠道和膀胱，从二便外排，要么就近解决，还是从皮肤外排。皮下的浊气郁结到一定的程度后，其外冲之力大于"寒则收引"之力时，则浊气就近外排，随着郁结之浊气从皮肤外排，汗液也随之外出，这就是我们中医书上讲的"热迫津出"。

脉浮而弱——浮，主表证。外邪侵袭人体，由于气具有防御能力，故而，人体内更多的气就达于体表以抗邪。气从体内而出于体表，脉，也要有相应的变化，这就是"浮"。弱，表示人体正气不足。

【心得体会】从上面的分析可知，此患者是因风寒外袭，浊气内郁，汗液外出，正气不足所致。用类秦伯未处方格式法来用药：桂枝，发散风寒（达病位，平病性）；生姜，散皮下之浊气（修复病态）；芍药，补充因汗液外出而导致的津液不足（表象用药）；大枣，补正气之不足（治本）。脾，位居中焦，属土，土生万物，所以有脾"为气血生化之源"之说。炙甘草，健脾益气，犹如打仗时要保证后方粮草充足一样。故而，更多的医家在处方时都喜用炙甘草，无论虚实。

服桂枝汤后再喝点热粥，一者是借其热力来发散风寒；二者是土寒则草木不生，土暖则能生万物。"热粥"的热能暖土，"热粥"的粥能补脾胃，热和粥结合后，比炙甘草还"炙甘草"。

病案的最后，还谈到说肉桂和桂枝的不同，这是当然的。不说别的，只说一点：桂枝质地较轻，肉桂质地较重，轻者属阳，重者属阴。人体之外属阳，内属阴，故而，桂枝能达人体属阳的体表部位，而肉桂能达属阴的人体里面。药不达病位，何以治病？如果靠后浪推前浪的治病，也许黄花菜都凉了。

第二节　处方用药量的把握

把握处方用药量，掌握一个原则就成，即该用大量的，就用大量；该用小量的，就用小量。

如何判定"该"还是"不该"？

一、对于一般病证，根据"常用量"确定的用量，就是"该"

当然，鲜品的治疗量适当加大，也属于"该"的范畴，比如1986年第2期的《中国肛肠病杂志》上就介绍说：每日用金钱草100克（干品减半）煎服。治疗30余例，一般1～3剂即可消肿止痛，对内、外痔均有疗效。

二、根据"功用"确定的用量，就是"该"

（一）治疗主症的，用量大就属于"该"

比如名医张锡纯在《医学衷中参西录》中谈到说他曾见一医家治阳毒"大黄十斤，煮汤十碗，放量饮之，数日饮尽，霍然而愈"；喻嘉言治朱孔阳的痢疾，大黄也用到四两（120克）；陆仲安治胡适的糖尿病，黄芪用到14两（420克），党参用到6两（180克）等等。

名老中医陈景河先生治疗主症的用量之"大"也属于"该"。下面，我也借鉴至此，供大家临床参考。当然，中医讲究辨证论治，我们在临床用药时可以借鉴，但绝不能没有辨证的贸然套用！

（1）川芎35～40克，治疗头痛。

（2）萹蓄50克，治疗尿道炎。

（3）生椿根皮60克，治疗崩漏。

（4）猫爪草100克，治疗结核。

（5）柴胡50克，黄芩50克，板蓝根30克。治疗外感高热。

（6）百合40克，石斛30克，鱼腥草50克，白花蛇舌草30克。治疗肺热咳嗽。

（7）知母40克，生地30克，熟地30克，山药30克。治疗肺虚咳嗽。

（8）天冬30克，淫羊藿30克，补骨脂30克，黄精50克。治疗寒饮咳嗽。

（9）沙参50克，玉竹30克。治疗肺燥咳嗽。

（10）黄芪80克，白芍50克，龟甲30克，丹参30克。治疗虚劳咳嗽。

（11）侧柏叶50克，化痰止咳。

（12）天花粉50克，治疗咽喉干燥。

（13）生石膏30克，治疗口腔溃疡。

（14）黄芪40克，党参40克，连翘50克，防风30克。治疗顽固性口腔溃疡。

（15）菟丝子30克，用于心动过速。

（16）磁石30～50克，用于心悸。

（17）鸡血藤50克，何首乌50克，玉竹50克，千年健35克，菟丝子30克，威灵仙30克。治疗风湿性心脏病。

（18）珍珠母40克，用于冠心病。

（19）小茴香100克，外敷治疗腹痛。

（20）葛根40克，泽泻30克，牛膝30克，代赭石30克，川芎40克。治疗高血压。

（21）益母草80克，何首乌70克，葛根50克。治疗中风。

（22）柿蒂75克，治疗顽固性呃逆。

（23）茯苓50克，白术40克。治疗胃脘痛。

（24）黄芪70克，白芍50克。治疗慢性腹泻。

（25）桑椹50克，生地30克。治疗便秘。

（26）白头翁50克，黄芪50克，蚤休30克，石斛30克，白芍30克，黄柏30克，白及30克，山药30克。治疗脓血便。

（27）板蓝根50克，茵陈50克，败酱草35克，山豆根35克。治疗急性黄疸型肝炎，降低谷丙转氨酶。

（28）土茯苓30克，虎杖30克，板蓝根50克，败酱草30克，连翘30

克，石斛 30 克，蚕沙 20 克，柴胡 40 克。治疗慢性肝炎。

（29）鳖甲 50 克，沙参 50 克，丹参 30 克，黄芪 30 克，败酱草 50 克，连翘 40 克。治疗慢性肝炎，脾大，肝硬化。

（30）白花蛇舌草 50 克，山慈菇 50 克，半枝莲 330 克，茵陈 50 克，五加皮 50 克。治疗癌性黄疸。

（31）金钱草 50 克，芒硝 20 克，海金沙 30 克。治疗胆管结石。

（32）葶苈子 50 克，白茅根 50 克，茯苓 40 克，黄芪 50 克，丹参 30 克。治疗胸腹水。

（33）黄芪 50 克，白茅根 50 克，茯苓 30 克。治疗癃闭（前列腺肥大所致尿闭）。

（34）桑螵蛸 30 克，用于遗尿。

（35）萹蓄 60 克，瞿麦 30 克，玉米须 60 克，黄芪 100 克，生椿根皮 60 克，菟丝子 30 克。治疗慢性肾炎。

（36）夜交藤 50 克，龙骨 30 克，牡蛎 30 克，磁石 30 克。治疗失眠。

（37）山茱萸 50 克，益母草 50 克，沙参 50 克。治疗虚性眩晕。

（38）麻黄根 50 克，沙苑子 50 克，龙骨 50 克，牡蛎 50 克，防风 50 克。治疗多汗。

（39）紫草 30 克，白蒺藜 30 克，白鲜皮 30 克，党参 30 克。治疗带状疱疹。

（40）何首乌 50 克，陈皮 100 克，千年健 30 克，地枫皮 30 克，赤芍 30 克，生地 30 克，熟地 30 克。治疗痿证。

（41）鸡血藤 50 克，地枫皮 30 克，何首乌 50 克，千年健 30 克，薏苡仁 40 克。治疗肩周炎。

（42）薏苡仁 100～200 克，用于痹症。

（43）鸡血藤 50 克，伸筋草 50 克，豨莶草 40 克，何首乌 40 克，威灵仙 40 克。治疗痛风。

（44）当归 100 克，丹参 100 克，玄参 100 克，鸡血藤 50 克，牛膝 30 克，黄芪 30 克。治疗脱疽。

（45）防风 60 克，艾叶 60 克，干姜 20 克，附子 20 克，红花 15 克，鸡血藤 60 克。水煎外洗治疗产后足跟疼。

（46）生地 100 克，白芍 70 克，龙骨 50 克。治疗热伤血络之牙龈出血。

（47）生椿根皮 50 克，刘寄奴 50 克。治疗血便。

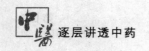

（二）治疗次症甚或发挥其他功能的，用量小，也属于"该"

比如用于提壶揭盖的桂枝，用量就应该小。我在《读医案学中医——中医是怎么看病的》中的谈及一个医案，其中包含药物用量的方法。

孙某，男，46岁。住院号：74/1973。

一诊：1974年4月24日。

中下腹辘辘有声，日夜无间，伴有腹胀，食后更甚，口干，大便不实，脉弦滑，苔薄白。

桂枝1.5克，茯苓12克，炒白术9克，汉防己15克，川椒目9克，葶苈子18克，带皮槟榔18克，九香虫6克，炒枳壳15克。5剂。（《张伯臾医案》）

【病症诊断】

1. 下腹漉漉有声

《金匮要略》里谈到，饮证根据存留部位不同而分四种：痰饮，是水饮停留于肠胃部分，由于水饮的流动，所以肠间沥沥有声是主症；假如水饮潴留胁下，咳嗽牵引作痛，是为悬饮；水饮流行于四肢肌肉之间，近于体表，本可随汗液而排泄，若不得汗，必致身体疼痛而沉重，称为溢饮；如水饮停留在胸膈，阻碍肺气的宣降，以致咳嗽气逆，须靠床呼吸，短气不能平卧，或兼见身体肿大，则是支饮。这里的中下腹漉漉声，就是肠道的沥沥有声，所以，应为痰饮证。

2. 日夜无间

这里的日夜，代表的是运动和休息。虚实之病态的鉴别还有一个办法：休息后好转的是虚证，休息后加重的就是实证；运动后加重的为虚证，运动后缓解的为实证。想想生活当中身体虚弱的人，休息之后病情缓解；劳累一天的人，困乏无力、肢体酸疼，睡上一觉，诸症消失，这些都是因虚致病。可是，有的人，睡觉起来，脖子僵硬，腿脚不敢走动，这就是因实致病。如果运动和休息都不能缓解，这就说明是虚实夹杂之证，即病人体内既有虚证，又有实证。此例病人的"日夜无间"应为这种情况。

3. 伴有腹胀，食后更甚

应为痰饮气滞所致。口干，是口中津液不足或津液不能上承所致。导致津液不足的原因，要么是消耗过度，要么是产生不足。从此例病人的情况来看，可以排除消耗过度这个原因，所以，口干应为津液产生不足所致。而脾主运化水液，所以，此处口干由脾虚不运所致。

4. 大便

大便，是由两部分构成的，一部分是饮食物中的浊物，另一部分是水液。正常情况下，它们都有一定的比例，一旦这个比例失常，则大便也会出现异常：水液太少，则大便发干；水液太多，则大便太软或稀薄。现在，肠中痰饮停滞，水液过多，故而就出现了大便不实的现象。

5. 脉弦滑

弦，就是端直以长，如按琴弦。生气之人，你去按他的脉，这时就能体会出弦脉了；滑，是往来流利，应指圆滑。要体会滑脉，就去摸孕妇之脉。病理情况下，一般来说，弦脉主肝胆病、诸痛、痰饮和气滞，滑脉主痰、食、实热。结合病症诊断，我们就能准确定性所主之病。

6. 舌

舌，包括舌质和舌苔。舌质就是舌体，舌苔就是舌体上附着的一层苔状物。正常健康人之舌为淡红舌、薄白苔。这里的薄白苔，如果是没有任何不舒服之人出现的，则为正常，但是，此例病人却有明显的不适，所以，薄白苔的产生应该是几方面病症的叠加所致：前面已经出现了口干，即口中津液不足的现象，按理来说，舌苔应该是无或者很少，颜色应该发黄，然而患者却出现了薄白苔，这就说明还有寒湿之邪存在，原因就是寒湿能导致舌苔白厚腻，两方面叠加之后，才能出现薄白苔。

从上面的分析可知：病因：脾虚不运，痰饮滞留，气滞不行。病性：为寒。病态：虚实夹杂。病位：中、下焦。

【处方分析】

接下来看看处方：桂枝 1.5 克，茯苓 12 克，炒白术 9 克，汉防己 15 克，川椒目 9 克，葶苈子 18 克，带皮槟榔 18 克，九香虫 6 克，炒枳壳 15 克。

根据病因、病位、病性加症状的处方格式，我们把这个处方进行拆分：病因为痰饮阻滞；病位在中下焦；病性为寒；症状为腹胀。

（1）针对病因：茯苓、炒白术健脾利水而祛痰饮。白术经过炒制之后，燥湿之功更强。

（2）针对病位：由于茯苓、炒白术和汉防己质重沉降，可以治疗中下焦疾病，所以，不用加他药就可以达病位。

（3）针对病性：本方除了川椒目、防己、葶苈子、枳壳之外，其余的全是温热之性。由于此例病人的寒象不是很明显，故而，用大量温热药的同时少佐一些寒凉药物，可以平药性，使得全方之药性不至于大热。药性的温热

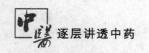

度和病性的寒凉度可以相互抵消而无剩余，治疗之后，还不会产生其他的并发症和后遗症。

（4）针对症状：槟榔理气除胀，对于下腹部气滞，效果很好。肺主排浊，在体为皮，取象比类，皮类药物可以入肺排浊，故而，槟榔带皮，效果更好；对于中腹气滞，枳壳很好，但生用之后，理气作用较猛，易伤气血，而炒制之后，其一者性缓，有理气之功，且不伤气血；其二是增加燥性而除湿，故而，这里用炒枳壳；九香虫理气温中，不但能平病性，更能消除腹胀，用于此证，甚是得宜。

由于痰饮为病邪，我们要给它一个出路而外排，大便本来就不实，故而，只有走小便，这时，用上川椒目、防己和葶苈子以利水，加速病邪的外排，且能利小便而实大便。

这里，我再多说一下利小便而实大便的问题：前面谈了，大便是由浊物和水液两部分构成的，如果水液太多，则大便不实，而通利小便能加速多余的水液外排，所以，肠道中的水液减少，大便自然就会变干。

看看这张处方，有两大妙处：①给邪留有出路。实邪滞留，不战而屈人之兵，为之上策，增强自身脏腑功能，打通病邪外出之路，不费力，而病自愈。②用量很有度。给邪开路、治疗症状的药物剂量很大；补阳健脾为中等剂量；而平病性却是小量。从这里我们就可以知道一个中药剂量的把握点。

我们说一味药的剂量大小，不是看这味药在处方中的用量，而是和这味药的常用剂量做比较，常用量范围的上限或超出常量者为量大；常用量范围的下限或比常量小者为量小。比如九香虫，常用量为 3～6 克，现在用到了 6 克，这就是大量用药，葶苈子，常用量为 3～10 克，这里用到 18 克，这就是大剂量。桂枝的常用量为 3～9 克，而这里只用到 1.5 克，这就是小剂量。说到这里，我对张老的用药思维很是敬服。

【用药之妙】

1. 桂枝

味辛、甘，性温，能发汗解肌、温经止痛、温化水饮，还有横通肢节的特点，能引诸药上行至肩、臂、手指，所以，桂枝又为上肢的引导药。

比如，配伍麻黄可以治疗无汗的风寒感冒，配伍白芍可以治疗有汗的风寒感冒等。

在 1980 年的《新中医》里，潘文昭医师介绍治疗冻疮经验方：桂枝 60 克，加水 1000 毫升，武火（即大火、猛火）煎 10 分钟，待温后洗患处，每次 10～15 分钟，每日早、晚各 1 次。治疗 14 例，效佳，一般 1～6 次即愈。

桂枝在本案中的应用非常巧妙：一是可以温化水饮；二是肺有通调水道的作用，本方在用大量的防己、葶苈子降肺而从下排浊之时，少佐以桂枝，向上宣肺，以"提壶揭盖"，使得痰饮之邪浊更加畅排。

生活当中，当茶壶里的水太多的时候，我们向外倒水，则水流不畅，当把壶盖揭开之后，茶水则哗哗而出，这就是"提壶揭盖"。本处方中的桂枝，就是用来"揭盖"的，"重鼓不用响锤"，"揭盖"只需要一个小口就够了，所以，桂枝的用量很小。

还有，由于桂枝是上肢病的引导药，剂量过大，可使诸药上达肩臂，而少量应用，温化水饮、提壶揭盖，且可消除上行之弊。

2. 茯苓

甘、淡，利水渗湿、健脾安神，对于水肿、痰饮滞留、脾虚失眠之证，效果很好。

比如 1986 年《上海中医药研究》陈建南医师介绍：用茯苓制成 30% 的饼干（每片含生药 3.5 克），成人每次 8 片，日 3 次，儿童酌减，1 周为 1 个疗程，停用其他的利水药。治疗水肿 30 例（非特异性水肿 20 例，心、肾疾病所致水肿 10 例），显效 23 例，有效 7 例。

1982 年《山西医药杂志》张亦钡医师介绍：用茯苓 60 克，水煎，日服 1 剂，连服 1～3 个月，治疗慢性精神分裂症 53 例，痊愈 3 例，显效 11 例，好转 16 例，无效 23 例。笔者觉得对于脾虚型的病症，这个办法很好，而且效果也不错。治疗无效的，应该是其他原因引起的。

1989 年《云南中医学院学报》介绍：对于老年性浮肿、肥胖症、脾虚证、失眠多梦，用茯苓磨细粉，每日 15 克，同好米或糯米 60 克煮粥服下，日 1 次，效佳；对于老年痴呆，用茯苓配芝麻各等份，加适量蜂蜜为丸，每丸重 5 克，每次 2 丸，日服 2 次。

张老在这里处方中应用茯苓，取之健脾利水而消痰饮，为治本之法。

3. 炒白术

味甘、苦而性温，有补气健脾、燥湿利水、固表止汗、安胎的作用。

生白术健脾而不燥；炒白术燥湿之力大；土炒白术健脾止泻之力显著；焦白术健脾而兼消导之功。

白术量小则止泻，量大则致泻，所以，对于脾虚导致的泄泻，要小剂量应用，对于脾虚导致的便秘，则须大剂量应用。如 1990 年《中医药学报》刘

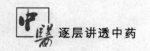

树民等介绍：重用白术，少则60克，重则120～200克，治疗脾虚气弱之肠燥便秘多例，均获得较好疗效；1990年《浙江中医杂志》董自强等介绍，胡某，女，23岁，便秘已有2～3年，需7～8日方解1次，干结如球状，平素自觉腹胀，纳食欠佳，证属脾胃虚弱，津液不足，运化失职所致，予生白术300克，粉碎研成极细末，每次10克，每日3次，治疗10日，排便改善，1～2日一解，便质变软，腹胀已消，纳食增加，上法续用10日，大便正常，每日一行，余症皆除，更予10日量，以资巩固。用此方治疗虚证便秘20余例，均或良效。

我在临床上对于寒湿导致的腰痛病，也多单用生白术而取效：生白术60～240克不等（看病人的体质和病情的轻重来定量），用一瓶黄酒和适量的水连煎2次，顿服，一般一次即可收功。

由于本例中的病人是虚实夹杂之证，所以，张老应用白术来健脾补虚、燥湿泻实。炒白术，更可以燥湿而消除痰饮之邪。

这里，我再多说一点，中医里对于湿邪的治疗，有燥湿、利湿、渗湿、化湿等法，它们都是有区别的。

（1）燥湿，就是用干燥之物来使湿邪消散。比如地上出现了一点水，我们用干土撒上，水自然就没有了，这就是燥湿；衣服不小心被弄湿了，这时，我们用火烘干，这也是燥湿。

（2）利湿，就是通过消散之途径来使湿邪外排。如小便是人体下部之水湿外排的主要途径，所以，利小便就是利湿；皮肤上的水湿需要汗出来解决，所以，发汗法可以解决皮肤之湿邪，这也是利湿，不过，通常我们都叫作散湿。如地上的积水，我们挖沟排水，这就是利水。

（3）渗湿，就是让湿归原位。湿，为津液之化生，渗湿，就是在脾的运化下让这个湿重新归位于津液而被人体正常利用。如前面谈的茯苓可以健脾渗湿，就是说茯苓能让湿重归津液。比如脾虚导致的水肿，应用茯苓之后，也没见小便的量增多，但水肿消退，这就是渗湿。当然，茯苓还有利尿的作用，也就是说茯苓还可以利湿。

（4）化湿，就是把湿进行散化，如藿香、佩兰、石菖蒲的化湿等。比如我们把地上的水，用木棍拨开，面积增大，这样，水就会更快地被蒸发而消失。

4. 汉防己

防己苦辛而寒，有利水、祛风、通行经络、祛下焦湿热的作用。临床上有两种防己：汉防己和木防己。一般来说，汉防己偏于祛湿利水，治下焦湿热和下半身水肿；木防己偏于祛风通络、止痛，治上半身水肿及风湿疼痛。所以，《本草纲目拾遗》中就说"汉防己主水气，木防己主风气，宣通"。我们平常也说"治风用木防己，治水用汉防己"。

张老在这个处方中应用汉防己，一是本身就有利水之功，二是引导诸药下行而达病位。虽然汉防己为寒性之药，但有更多的温性药物存在，故而，发挥功能之余不会对人体造成伤害。

5. 川椒

川椒，就是我们平时所说的川花椒，味辛性温，具有温中散寒、除湿止痛、杀虫解毒之功。

1986 年《四川中医》黄志华医师介绍一止牙痛验方，名"椒辛荷漱剂"：花椒、细辛、薄荷各 3 克，生石膏 30 克，开水浸泡（加盖）5 分钟，待稍凉后漱口，治疗牙痛多例，效果极好，一般 4~5 次疼痛即止。

1983 年《四川中医》朱长义医师介绍一治疔疮方：花椒 20 克，桐油 90 克，硫黄 50 克，治疗疔疮多例，效果满意，一般一次即愈。用法：先将桐油煎沸后入花椒、硫黄，再煎 10 分钟，冷却备用。治疗时将药加热，用鸡毛蘸药液搽涂患处，每日 1~2 次，待疮痊愈后更换内衣，用开水烫洗。1 剂可用于 10 人次。

1990 年《中西医结合杂志》阮玉民等医师介绍一治疗体癣的验方：花椒 25 克，紫皮大蒜 100 克，先将花椒研细粉，再与大蒜同捣成泥状，名"花椒大蒜泥"，治疗顽固性体癣 45 例，全部治愈。用法：用温水浸泡、洗净患处，再用棉签涂上薄薄一层药泥，然后用棉签反复搓擦患处，使药物渗入皮肤，每日 1~2 次，10 天为 1 个疗程，一般 1~3 个疗程可获痊愈。

而川椒目其味辛苦，性寒，能利小便、消水肿，除水饮。张老在处方中应用，就是取其利水消饮之功。

6. 葶苈子

葶苈子，味辛苦，性寒，有泻肺降气、逐痰饮、消水肿的作用。对膀胱停水有很好的治疗作用，但其力峻性急，泻肺而易伤胃，故而一般常配大枣同用，以护中气。由于处方中有白术、茯苓的健脾护胃，所以，这里也就没有用到大枣。

此病例为水饮停留于肠道，故张老用了更多的消水逐饮之品，这里应用葶苈子，其妙在于开门之功：水饮从小便外出，必经膀胱，而葶苈子对于膀胱停水有很好的外排作用。

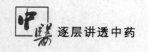

7. 槟榔

槟榔，味辛而性温，长于降气，前人经验认为"性如铁石之降"，能把人体最高部位之滞气，降泻至极下之处；兼能行痰下水，消积杀虫。

1986 年《江西中医药》上介绍一治疗乳糜尿的验方：用槟榔、海藻各 60 克，并随证加减，水煎服，日 1 剂，治疗 9 例，3 例 1 周见效，5 例 2 周见效。以上 8 例经乳糜尿实验检查均为阴性，尿常规正常，其中 2 例半年后复发，复用上方收效。1 例治疗 1 个月后症状缓解，但尿检未转阴。

张老用之，降气排浊，消除腹部胀满症状。

8. 九香虫

味咸性温，有理气止痛、温中壮阳之功。此处应用，平病性、消腹胀。

9. 炒枳壳

枳壳，理气消胀，配伍槟榔，可使胸中结逆之气下行。炒制之后，性缓而不伤正。

二诊：1974 年 4 月 29 日。

中下腹鸣响十减七八，腹胀亦减轻，大便转干，有慢性肾炎史。苔白腻，脉弦滑。

桂枝 1.5 克，炒白术 9 克，川厚朴 6 克，青皮、陈皮各 1.5 克，汉防己 12 克，川椒目 9 克，葶苈子 15 克，仙茅 18 克，炒狗脊 15 克，淫羊藿 12 克，带皮槟榔 15 克。5 剂。

【病症诊断】

用药对症，痰饮渐除，肠道中的水液减少，故而，大便转干，各项症状好转。苔由薄白转为白腻，白腻为寒湿胜。看似病情加重，实为脾的运化功能恢复，布散津液功能增强的表现。弦滑之脉在前面已经解释过了。由于中医更多的时候只是定性而不定量，故而，弦、滑的脉象程度改变，只有大夫自己知道。这是中医的一大缺点，所以，我们不能从脉象来看说病情没有变化。

【处方分析】

在二诊处方时，用一味苍术（茅术即我们常说的苍术）来健脾燥湿而消除痰饮，代替了茯苓和白术，这是因为从"大便转干"就可以知道痰饮已经很少，"杀鸡何用宰牛刀"，用少量的祛除痰饮之药就可以了。白术治疗因脾虚而导致的痰湿水饮很是对症，而苍术则是治疗湿胜脾不是很虚的病症，从"苔白腻"就可以知道脾气已经恢复，运化功能增强，所以，此时用苍术代替白术很是及时。苍术经过炒制之后，祛湿之力更是增强，由于只用一味苍术来治疗痰湿之病因，所以，炒制是必须的。这时，由于病邪的减少，故而也就减少了给邪以出路的防己、葶苈子的用量；由于腹胀减轻，故而，消除症状的槟榔之量也减少。

由于寒象比前增多，所以，加用较多的温阳之药，如仙茅、狗脊、淫羊藿等以平病性。其实，脾肾阳虚也是疾病的产生原因，所以，仙茅、狗脊、淫羊藿也是治疗病因的药物。

【用药之妙】

二诊的处方中又加有厚朴和少量的青皮、陈皮，这是由于"性如铁石之降"的槟榔剂量减少，用相对温和的厚朴来消痰湿以除胀，治病而不伤正，且厚朴配伍升清阳的苍术，一降一升，痰饮消除更快；又由于中焦为脾胃所呆之地，"脾恶湿"，此地清洁，脾胃则舒，少量的青皮、陈皮理气祛湿，打扫中焦之地，使得脾胃主动地乐于发挥功能。大师就是大师，有此等思维，佩服。

三诊：1974 年 5 月 4 日。

中下腹鸣响已止，脘腹胀亦舒，但小腹有冷感，脉弦小，苔白腻已化。

熟附片 9 克（先煎），肉桂丸 3 克（分吞），制熟地 15 克，怀山药 12 克，茯苓 12 克，党参 15 克，炒白术 12 克，仙茅 15 克，淫羊藿 15 克，乌药 12 克。14 剂。

【病症诊断】

中下腹鸣响已止，脘腹胀亦舒，说明痰饮已除，气滞也缓解。但小腹有冷感，结合旧有的"慢性肾炎"病史，应有肾阳虚衰。脉弦小，弦为气滞；"寒则收引"，寒气重则脉小。苔白腻已化，为脾功能已趋正常的标志。

【处方分析】

三诊时的处方，附子、肉桂、仙茅、淫羊藿以温肾祛寒；乌药理气除胀，且对小腹的寒凉有很好的温散作用，一举两得。山药、茯苓、党参、白术健脾益气，防止疾病复发。这里应用熟地黄也是很妙："善补阳者，阴中求阳"，补肾阳，岂能不补肾阴？佐以熟地黄，肾阳能更好的补。虽然熟地黄滋腻，但痰饮已去，且还有茯苓、白术、山药这些健脾祛湿药存在，故而放胆用之，毫无后顾之忧。

纵观此病案，我们可以得到以下启发。

（1）掌握提壶揭盖法的临床应用。当我们要从二便排浊的时候，少量应用向上宣散肺气的药物，这样，浊气、浊物更能畅排。

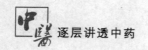

生活当中，偶尔能遇到这样的病人，就是坐长途车之后，憋住小便的时间过长，等到了目的地后，却尿不出来。这时，可以应用提壶揭盖法，用一根杂草，放进鼻孔中摇动，鼻子发痒，出现喷嚏，肺气宣散，小便即刻排出。

（2）要具有给邪开路的思维。杀敌一千，自损八百。我们的目的是身体健康，所以，病邪在内，推散外出为明智之选。

（3）药物和药量一定要随着病情的变化而变化。有是证，用是药，这是治疗用药的原则。

（4）清扫脏腑所呆之地，按照脏腑喜好而用药。人体的生命活动都是脏腑发挥功能的结果，所以，善待脏腑，也是我们用药的一个原则。

（5）用药之阴阳配合的应用。当我们在补阴的时候，少佐一些补阳药，则阴更得补；在补阳的时候，少佐一些补阴药，则阳更得强。

三、根据"病情"所需的用量，就是"该"

一般来说，病情急的，用量大就是"该"；治疗顽症痼疾的，用量大也是"该"。

比如在《重剂起沉疴》（仝小林主编）中谈到：

高某，女，49岁。2008年6月30日初诊。因头晕，间断水肿10余年就诊。患者12年前因视物模糊查眼底出血，血糖升高，FBG 13.3mmol/L。现用诺和灵30R早20U，晚20U，血糖控制一般。血压控制差，一般160～200/110～120mmHg。刻下症见：双下肢水肿，按之凹陷不起，头晕，头痛，耳鸣，右胁下疼痛、麻木，易疲乏，夜尿次数2～3次，大便正常，舌暗，苔厚，舌底瘀，脉弦细数。既往史：高血压病史13年，服络活喜5mg每日3次，缬沙坦80mg每日1次，尼群地平片10mg每日1次。当日血压170/110mmHg。

【西医诊断】高血压，糖尿病。

【中医诊断】眩晕，水肿，消渴。

【中医辨证】肝阳上亢，血瘀水停。

【治法】平肝熄风，活血利水。

【处方】茯苓合天麻钩藤饮加减。

茯苓120克，天麻15克，钩藤30克（后下），怀牛膝30克，地龙30克，茺蔚子30克，泽兰30克，泽泻30克，生黄芪30克，生大黄3克，水蛭粉9克（分冲），三七9克，黄芩30克。

2008 年 8 月 11 日二诊：服上方 50 剂，水肿减轻 70%，耳鸣减轻，乏力甚，二便调，饮食正常，舌暗，苔白，舌底滞脉弦硬细数虚。当日血压 150/90mmHg。

清代陆定圃《冷庐医话》中记载：王某患肿胀病，自顶至踵，气喘声嘶，二便不通，生命垂危，求医于海宁许珊林，许氏用生黄芪 120 克，糯米 30 克，煮粥一大碗，另病家用小匙频频送服，药后喘平便通，继而全身肿消而愈。

四、因"人"所需的用量，就是"该"

老人、小孩需用小量，青壮年的用量需适当的大点。特殊病人，比如孕妇等，也要有合适的用量等。这点，更多的书上都有介绍，我就不多说了。

五、根据"经验"确定的用量，就是"该"

经验，包括了知识、技巧。是体验或观察某一事或某一事件后所获得的心得并应用于后续作业。而这些以前获取的知识技巧，对于工作或临床应用上，是必须要掌握的。

中医上的"经验"，更多是指在适宜的条件下，应用相同的治法或者方药进行治疗的心得。离开了"条件"，经验将不再"验"。好多单验方没有更多的被利用，其中一个最主要的原因就是因为使用单验方的"条件"不满足而使得应用之后没有效果所致。

所以，我们在谈"经验"的时候，一定要注意应用的条件，比如应用地域、应用时间、应用对象、所用病情、药物质量等。这也是别人的经验不容易变成自己经验的原因之一。

虽然，别人的经验不容易变成自己的经验，但不是说别人的经验就不能变成自己的经验，这就看你如何让别人的经验变成自己的经验了。

根据经验确定的用量，也属于"该"的范畴。下面，我举几个例子。

1995 年第 3 期《上海中医药杂志》上介绍说：曾亲见一处方，方中麻黄用量达 50 克，询其曰该方为祖上所传，专治风寒湿痹，麻黄一药用量曾达 100 克之多，闻者咋舌，然其方确乎神效。

患者，魏某，男，52 岁。主诉下肢痿软，无力行走，多拄杖勉而行之，时感疼痛，尤以阴雨天为甚，病程缠绵达 2 年之久。该医者遂拟一方：麻黄 50 克，桂枝 50 克，血竭 5 克，白芷 10 克，制二乌各 10 克，川牛膝 10 克，熟地黄 10 克，制乳没各 10 克，黄芩 10 克，当归 10 克，威灵仙 10 克，每日

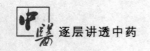

1剂，研末吞服，早、晚各1次，服药10余剂后，患者即愈，现随访1年，行走如常，疼痛全无，且工作多月。

这些资料中记述的麻黄，用量50克，就是经验用药，虽然量大，但也属于"该"的范畴。不过，病案中谈到的"研末吞服，早、晚各1次"，似有不妥，因为处方中总量为205克，研末过滤后，也应用有一百五六十克之多，1次七八十克的药粉，用水冲服，药量显然是相当的大。也许水煎服用则更为合适。

这里，再说一下我发表的一篇文章中的经验。

类风湿关节炎，临床很常见，它是一种病因尚未肯定的、具有关节炎性的、慢性全身性疾病。其发病与细菌感染、神经调节障碍、内分泌紊乱有一定的关系。病变可延及构成关节的各种组织，如滑膜、软骨、韧带、肌腱和骨骼等，早期有游走性的关节肿痛和运动障碍；晚期则出现关节僵硬和畸形，并伴有骨和骨骼肌萎缩，造成脑动力丧失，生活不能自理的严重后果。

翻开更多的杂志和书籍，我们能看到类风湿关节炎的疗程都很长，动辄需要治疗八个月、一年的时间甚至更长。且不说治疗所需的费用，单就服用中药汤剂来说，很多的患者就接受不了。

我没有秘方，也没有效验方，但是，我有一个经验，可以快速地提高疗效，缩短疗程。这个经验就是在辨证论治的处方中加入大剂量的葛根。

葛根，味甘性平，有升阳解肌、透疹止泻、除烦止渴的作用，通常用来治疗伤寒、温热头痛项强，烦热消渴，泄泻，痢疾，斑疹不透，高血压，心绞痛，耳聋等病症。

由于《本经》中谓葛根"主消渴，身大热，呕吐，诸痹，起阴气，解诸毒"，且类风湿关节炎本身就属于中医学中痹症的范畴，故而，应用葛根来治疗本病，无论病性寒热，均收效快捷。

中医不传之秘在于量，把握好用量是关键。

这里，我先说个资料：在《南方医话》中谈到陈建新重用葛根取奇效。余用葛根治外感风热之头痛、项背强痛、肌肉疼痛和湿热泻痢或脾虚泄泻、热病口渴等症均以量大取效，每每下笔即120g一剂，药房中人因量大曾质询于余。葛根甘、辛、凉，归脾胃经，辛味虽有发散之力，使本品具发表、解肌、升阳透疹之功。但甘味重而辛味轻，其升透力并不强，兼之性凉并不甚寒。而脾虚泄泻则葛根宜炒，世人有土炒，余用米汁浸润后炒至老黄，与方中诸药同煎亦获其效，米汁有健脾胃作用，炒后葛根凉性减，升发清阳之力增。

余用葛根大量取效来自三证：以生活中实例证之，世人每用塘葛菜或生鱼煲葛汤，一家四口每用 1~1.5 千克葛煲汤，实即 1000~1500 克。四人平均分之，每人 250~270 克，诚然为鲜品，但葛根 120 克仅及一半或 1/3 而已，故虑其升散太过或过凉诚属多余之虑。其次证之古人：仲景《伤寒论》葛根芩连汤证"喘而汗出"用葛根 0.25 千克。《梅师方》治热毒下血用生葛根 1 千克。三证之今人：有郭姓患者，女，33 岁。1983 年 2 月来诊，连日头项痛不能转侧，微恶寒，舌淡苔薄，脉浮紧，笔者头二诊 4 剂均用桂枝加葛根汤（葛根初诊 15 克，二诊 30 克），证如故。三诊葛根改用 120 克，上午服药下午头项痛即止，转动自如。

1983 年秋，有李姓患儿，男性，2 岁。患秋季泄泻 3 天，日下十数行，前医以葛根芩连汤（葛根 12 克），笔者以同方葛根 30 克，按上法处理。下午服药，当晚泻即止。

由此看来，葛根可重用而取奇效，无论从生活饮食或长期临床实践都说明葛根重用得当，可药到病除。

鉴于此，我在治疗类风湿关节炎时，葛根的用量均在 120 克以上。

比如最近治疗的一个女性病人，40 岁，姓裴，今年 9 月 1 日初诊。自述患有类风湿关节炎 2 年多，现在全身关节不适，特别是左手的关节和左膝疼痛更甚，一直在其他地方服用中药，偶尔用点西药以止疼。由于效果不明显，听人介绍后来我这里。看其舌：舌质淡，中间有裂纹，苔薄白。把其脉：脉滑紧，重按则虚。

【随即处方】制附子（先煎）30 克，麻黄 10 克，细辛 10 克，生黄芪 120 克，葛根 120 克，茯苓 30 克，姜黄 30 克，木瓜 30 克，威灵仙 30 克，桑寄生 30 克，独活 30 克，川芎 30 克，肉桂（后下）30 克。10 剂。

9 月 12 日复诊时，关节疼痛明显减轻，自述前两天变天时，也没有以前那种加重的感觉。

今年的 7 月 29 日也治疗过一个患者，姓刘，女，78 岁。自述患有类风湿关节炎已经十多年了，中药也吃过，西药也用过，但效果不明显。现在手指关节和膝盖疼痛严重，脖子非常僵硬，手腕和脚踝处特别肿胀，变天加重。看其舌：舌质红，苔稍黄干，脉滑紧，重按则实。

【处方】生地 90 克，丹参 30 克，当归 30 克，生乳香 10 克，生没药 10 克，桂枝 30 克，白芥子 30 克，车前子（包煎）30 克，滑石 30 克，二丑 10 克，白芍 30 克，延胡索 30 克。15 剂。

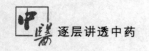

8月13日二诊：

自述病情变化不大，还是以前的疼和肿。

思之，上方中的丹参、当归、乳香、没药是张锡纯有名的"活络效灵丹"，具有很好的止疼作用，且还加有止疼的延胡索，何以疼痛如故？以桂枝和白芥子配伍，是仿《燕山医话》中孙伯扬的经验，治疗痰瘀互结之证，效果不错；以车前子、滑石和二丑除湿消肿；生地和白芍滋阴养血，且白芍还有利尿之性。诸药配伍，标本兼治，怎么能无功？

理论终归是理论，现实就是患者的病情无明显改善。这时我在上次的处方中加入了葛根120克。又开了15剂。

8月28日三诊：

患者自述疼痛减半，脖子变软，肿胀明显消退，仅剩有左脚踝处稍肿胀。于是，将前方中的葛根剂量变为150克，并加入生黄芪10克。

9月11日四诊：

疼痛明显减轻，在诊室中自行走动，能较自如的坐和起。处方：变前方的黄芪为30克。

【体会】 应用葛根治疗类风湿关节炎，效果确实不错，不过需注意以下几点：

（1）剂量一定要大，临床观察得知，一般需用到120克以上。

（2）要用柴葛根，而不能用粉葛根。

（3）有是证，用是药。由于葛根的品质干燥，故而，如果没有葛根的适应证时，若误用葛根，则会导致口干舌燥之证。我在大剂量应用葛根前，先自己试服葛根120克、150克、180克，余无不适，就是口干，这点，和我们中药学里的"葛根生津"是不相同的。

六、辨证不清时的试用量，也是"该"

诊断犹如破案，临床上有时也会有诊断不明的情况出现，此时，就可以采用"治疗性诊断"，也就是通过治疗用药来判定病证的虚实寒热等有关信息。这时，用药量的"小"也属于"该"的范畴。

比如过来一个病人，自觉胃热，喜冷饮，舌质稍红苔白，脉却为紧。由于症状和脉的诊断结果不一样，这时的治疗，从脉还是从症状？当我们不能准确辨别的时候，就可以少量用药，看病人服用后的反应，比如用少量的生姜煎汤之后，嘱咐病人饮用，由于生姜性热，当患者服用后自觉胃热减轻后，就说明病性为寒；当患者服用后自觉胃热加重后，就说明病性为热。然后，根据判断的结果再用"该"的药量来治疗。

第三节　处方中药物的特殊用法需标明

中药处方，是患者到中药房取药的凭证，虽然正规中药房中的中药师还要对药方进行审核，以防大夫"疏忽"后开错了药或者对一些药物的特殊用法因没有标明而将中药混抓在一起，从而使患者服用后有"异常"情况出现，此外，我们的中医大夫最好还要标明煎服方法。

比如矿物类及附子、川草乌等药物的先煎、含有挥发性物质的后下、不好过滤药物的包煎、阿胶鹿角胶等药物的烊化、价格昂贵物质的另煎等。这些特殊煎法的说明，一般都是标注在处方中药物的右上方，并用括号括起来。

现在，我把常用的特殊煎法的药写于下，以供处方时标注。

先煎：磁石、代赭石、生龙骨、生牡蛎、石决明、珍珠母、龙齿、生石膏、寒水石、生铁落、龟甲、鳖甲。

后下：薄荷、苏叶、藿香、香薷、茵陈、青蒿、钩藤、大黄、白蔻仁、砂仁、檀香、沉香。

包煎：车前子、旋覆花、青黛、滑石、蛤粉、马勃、蒲黄、海金沙、赤石脂、灶心土。

另煎：人参、鹿茸。

烊化：阿胶、鹿角胶、龟甲胶、饴糖。

冲服：朱砂、琥珀、牛黄、麝香、芒硝、玄明粉、犀角面、羚羊角面、三七粉、沉香粉、雷丸、百草霜、竹沥、姜汁。

泡服：肉桂、番泻叶、藏红花、胖大海、麦冬、枸杞、莲子心、菊花等。

第四节　处方用药后面剂数的掌控很关键

关于每一张处方后面的服用方法，更多的是水煎服，日1剂，这个比较简单，普通老百姓都知道怎么做。而后面的用药剂数，一般人特别是中医初学者，就不好把握了。其实，只要掌握了原则，即根据用药后病证的转折点

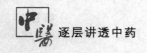

来确定服用剂数，就成。

1.1 剂处方

对于危急病症的，需一剂一剂的处方，也就是说，处方后面的剂数为1。

张仲景，我们都知道，东汉名医，著有《伤寒杂病论》和《金匮要略》等医书，现代的很多年轻人自学中医时，很多都选择了首学《伤寒》的路，这里，我们不谈这条路如何，只说在《伤寒论》这本书里，张仲景就谈到了麻黄汤和桂枝汤的用法，其中很关键的就是把药煎煮好后分次来用，1次服用后病好了，就不用服第2次药。这里的剂数，肯定是1。也就是说在1剂之内，分次服用时都讲究度。

张伯臾，近代名医，其后人著有《张伯臾医案》，书中就有不同剂数的用法。比如1剂的用法：

蒋某，女，58岁，住院号74/120。

患者因咳嗽发热两天，体温39.7℃来曙光医院急诊。留院观察期间，体温不升，血压下降，1975年1月8日收入病房。入院后，用升压药维持血压，经摄片证实为右下肺炎，伴胸膜反应。痰培养为金黄色葡萄球菌生长（血浆凝固酶阳性），药敏试验，各种抗生素均抵抗。患病以来，先后用过9种抗生素及较大剂量激素，都未能有效地控制病灶，并继而出现了肠麻痹和口腔霉菌感染。因而除留 P_{12} 肌内注射和氯霉素间歇滴注以外，停用所有其他抗生素，以中医为主进行治疗。

一诊：1975年1月14日。

胸闷气急，腹胀痛，恶心呕吐尿少，便秘神疲，腹部膨隆拒按，肠鸣音消失，苔干焦，舌暗红，脉细小。内热炽盛，阴液耗伤，由实致虚，虚实夹杂，拟仿新加黄龙汤法，泄邪热而救阴液。

皮尾参9克（另，煎服），北沙参30克，麦冬12克，玄参18克，当归12克，生川军6克（后入），石斛30克，玄明粉9克（分冲），枳实9克，川朴3克，淡竹沥1支（冲服）。1剂。

二诊：1975年1月15日。

药后尿量稍增，腹胀痛亦减，肠鸣音可闻及，大便解下燥屎数枚。

守方再服1剂。（以后由本方加减服6剂，大便渐畅，腹胀渐除，小便也渐增多，肠鸣音恢复）

三诊：1975年1月22日。

腹胀痛虽除，胸闷气急仍在，口渴、口糜、口舌溃疡痰稠咯艰，恶心。

热蒸营血，唇齿干焦，舌绛而干，须防神昏之变。

广犀角 18 克（先煎），鲜生地 30 克，丹皮 15 克，生白芍 12 克，桑白皮 18 克，地骨皮 18 克，鲜茅根 30 克，鱼腥草 30 克，鲜竹沥 1 支。4 剂。

另：皮尾参 9 克，鲜石斛 30 克，麦冬 18 克，煎汤代茶。

四诊：1975 年 1 月 26 日。

胸闷气急已除，恶心亦瘥，能进食及服药，口味颇佳，痰少咯爽，精神尚觉软弱，口舌溃疡日渐见少，昨日解便四次，量不多，舌尖红，苔少而干，脉细数。胃气已有渐馨之象，血分之热虽减未清，再守原法而轻其剂。

广犀角 9 克（先煎），鲜生地 18 克，丹皮 9 克，生白芍 9 克，桑白皮 18 克，地骨皮 18 克，鲜茅根 30 克，银花 18 克，连翘 18 克，鱼腥草 30 克。5 剂。

另：皮尾参 9 克，鲜石斛 30 克，麦冬 18 克，煎汤代茶饮。

五诊：1975 年 1 月 31 日。

精神渐佳，咳嗽已减，口渴舌红绛亦均好转，口舌溃疡渐小，脉细有力。阴液渐复，痰热亦有化机，症势趋向稳定，仍应养阴生津化痰。

赤芍 9 克，丹皮 9 克，生地 12 克，木通 6 克，鱼腥草 30 克，杏仁 9 克，茯苓 6 克，川贝母 6 克，淡竹叶 9 克。5 剂。

另：皮尾参 9 克，鲜石斛 30 克，麦冬 12 克，煎汤代茶饮。

【体会】从上面的这个病案可知，病情严重、随时可能发生变化者，需要 1 剂 1 剂的处方，处方随时随着病情的变化而改变，既避免了"刻舟求剑"式的用药，病变了而方没变，使得药不对证，服用后不但无效更有可能会出现变证而加重病情；又避免了因病情变化而使用新开支药，把前面所开之药扔掉的浪费情况出现。等病情稳定后，可以适当地增加剂数。

对一般病症而言，病情变化缓慢，这时就需要把处方中开的剂数相对的变大点，比如 3 剂、5 剂、7 剂，甚至 10 剂、20 剂，都可以。

2.5 剂处方

以张伯臾先生的医案为例：

肠鸣

孙某，男，46 岁，住院号：74/1973

一诊：1974 年 4 月 24 日。

中下腹辘辘有声，日夜无间，伴有腹胀，食后更甚，口干，大便不实，脉弦滑，苔薄白。

桂枝 1.5 克，茯苓 12 克，炒白术 9 克，汉防己 15 克，川椒目 9 克，葶苈

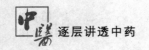

子18克，带皮槟榔18克，九香虫6克，炒枳壳15克，5剂。

二诊：1974年4月29日。

中下腹鸣响十减七八，腹胀亦减轻，大便转干，有慢性肾炎史，苔白腻，脉弦滑。

桂枝1.5克，炒白术9克，川朴6克，青陈皮各1.5克，汉防己12克，川椒目9克，葶苈子15克，仙茅18克，炒狗脊15克，仙灵脾12克，带皮槟榔15克。5剂。

三诊：1974年5月4日。

中下腹鸣响已止，脘腹胀亦舒，但小腹有冷感，脉弦小，苔白腻已化。

熟附片9克（先煎），肉桂丸3克（分吞），制熟地15克，淮山药12克，茯苓12克，党参15克，炒白术12克，仙茅15克，仙灵脾15克，乌药12克。14剂。

前面的处方是5剂5剂的用，后面，一次性就是14剂。

3.7剂处方

奔豚气

腾某，男，34岁，门诊号：75/84490。

一诊：1976年9月29日。

下腹做胀，时有冷气上冲胸膈，腰酸，右胁稍有胀痛，饥而不欲食，便软，舌苔白滑，脉弦细。仲景所称奔豚气是也，系肾虚水气上逆，桂枝加桂汤主之。

川桂枝4.5克，炒白芍6克，炙甘草3克，煨生姜3克，大枣3枚，上官桂3克，紫石英30克（先煎），防己12克，云茯苓12克。7剂。

二诊：1976年10月6日。

下腹做胀，冷气上冲，药后即平，纳食亦增，唯右胁时有隐痛，腰酸足软，苔白滑已化，脉细尺弱，舌转嫩红。水气上逆虽平，肾虚未复，肝气郁滞，再拟滋肾泄肝。

制熟地9克，淮山药15克，五味子4.5克，茯苓9克，菟丝饼15克，补骨脂12克，桑寄生12克，川楝子9克，潼白蒺藜各9克。7剂。

这是7剂7剂的用。

4.14剂处方

浮肿（甲状腺功能减退）

王某，女，56岁，住院号：76/650。

一诊：1976 年 2 月 27 日。

遍体浮肿已十余年，皮肤板紧，按之无凹陷，毛发脱落，一周来尿量减少，腹胀突然加剧，卧床不起，口臭便秘，言语欠清，声音低哑，面红肢冷畏寒，脉弦滑，舌质红，苔白腻。肾脏阴阳两虚，水湿聚集皮肤，肠夹湿滞郁热，治本宜调肾，治标宜导滞泄水。

仙茅 24 克，仙灵脾 15 克，炒知柏各 6 克，全当归 15 克，净麻黄 6 克，生石膏 30 克，炙甘草 3 克，猪茯苓各 15 克，福泽泻 18 克，上官桂 3 克，生大黄 9 克（后下）。14 剂。

二诊：1976 年 3 月 12 日。

前方连服两周，遍体浮肿明显消退，已能起床自由活动，步履轻快，肢体温暖，口臭已除，腑气通畅，小便量多，语清音响，皮肤已由板紧转为皱软，脱发如前，脉沉弦，苔薄白质淡。水湿积聚与湿滞郁热已见清化，肾脏阴阳两亏亦有好转之势，依然调补肾脏以治本。

仙茅 24 克，仙灵脾 15 克，炒知柏各 9 克，全当归 15 克，巴戟肉 12 克，炙龟板 30 克（先煎），炙鳖甲 30 克，制熟地 15 克，桂枝 6 克，猪茯苓各 15 克，福泽泻 18 克，济生肾气丸 12 克（包煎）。14 剂（出院带回服用）。

这是 14 剂 14 剂的用。

第八章
处方的谋略

中工治病，有勇无谋，是将才，只知兵来将挡水来土掩，要么直接打杀，要么直接"喂食"；而上工治病有勇有谋，是帅才，不忘"不战而屈人之兵谓之上策"，能使邪归正则更好，不能归正者，给邪出路的同时给邪铺路，笑脸相送。

处方用药，是据法而行。而中医治法的谋略，可就太多了，比如：

中医治病，是"工欲善其事，必先利其器"，"知人善用"，采用"识人之术"以"用长补短"，然后，"审时度势""随机应变"以"因材施教""因敌制变"，做到"因人成事""因地制宜"和"因天制变"，"践墨随敌""因机立胜"。

中医治病，"扼吭批背"，大夫要有"擒贼先擒王"的治病谋略采用"步步紧逼"法，这样，才能取得医患都想要的"剪草除根"之疗效。

"忿速可侮"，中医治病，需做到"主不可怒而兴师、将不可愠而致战"。有时需"处变不惊"，对于有些突发的对人体影响不大的病证，我们需"装聋作哑""隔岸观火"，让自己"难得糊涂"一下，等症状明了或者一直不消的时候，我们再"罪张而诛"。

中医治病，一定要"执行有利决战，避免不利决战"，最怕的就是"乱军引胜"。

对于正虚之证，我们则需"塞源止流""治本为上"，使用"快刀斩乱麻"的谋略，专一扶持正气，以除"乱麻"。

对于邪实之证，我们采用"屈人之兵而非战、拔人之城而非攻"的"不战而屈人之兵"谋略，给邪以出路，决不可"关门捉贼"。具体治疗时，具体对待，"非得不用"，有的病证是"兵贵胜，不贵久"，要"兵贵神速""主动出击""乘胜追击""必攻不守"或者"欲擒故纵"；有的病证则需做到"适可而止"中病即止，以防"过犹不及"。

当然，有时我们要和病邪"谈判"，"追求和谐"，让病邪归顺，以"化弊为利、化害为利""化敌为友"。

治疗正虚邪实之证，我们则需"恩威并施"。

当外邪不甚而正气不足时，我们则需采用"攘外必先安内"的谋略来治疗。

对于一些简单病证，我们可以采用"解铃系铃"的谋略，用简单之法来治疗。

治疗危重、急病时，我们需采用"一人之兵，人才互补"的谋略，以"单刀赴会"。

治疗更多的慢性病证，需告知病人"日久有功"，然后在"实而备之"的前提下，"循循善诱""刚柔并用"，采用"韬晦之术"来治疗。

治疗复杂病证，我们要"集思广益""分散投资""分进合击""里应外合"，"大处着眼小处着手"，使用"攻战之法，从易者始""先打弱敌""轮番出击""各个击破"的谋略；"兵不在于精而在于多"，采用"麻雀战""蘑菇战"以"零敲牛皮糖"或"三战结合""重点突破"。不过，我们要注意的是"勿以三军为众而轻敌"。

治疗疑难病症，我们要做到"饵兵勿食"和"匡救一篑"，以"止戈为武""反其道而行之"，采用"左右开弓""腹背夹击""以火救火""墙里开花术"等谋略来治疗。

对于久治不愈的病证，我们不能丧失信心，需"重整旗鼓""卷土重来""迂回发展"，要"别出心裁""独辟蹊径""标新立异、革故鼎新"以"出奇制胜"，比如仿照朱进忠老先生的"挟天子以令诸侯"从肝论治等方法进行。

对于某些特殊病证来说，需要我们采用"军有所不击"的谋略法或者采用"偷渡法"来治疗。

治疗情志病证，我们不能总是"望梅止渴"，还需应用"暗示法"。

治疗风证，我们要"射人先射马"，治风先治血。

治疗火热之证，"釜底抽薪"的谋略很常用。

针灸治病，"指东说西"很有效。

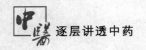

"它石攻玉，善假外物"也是中医的一个治病谋略。

临床处方需"悬权而动"，采用"晋见之术"，"从而攻敌"。

用药时要"待物以正""选贤任能""用己所长""男女混用""允执其中"，做到"有的放矢""择人任势""率马以骥""以静制动""以动制静""人尽其才""使善使勇""使贪使愚""一石三鸟"，而不能"弃瑕取用"。不过，我们要时刻牢记"螳螂捕蝉，黄雀在后"，以防"节外生枝"。当然，画龙"点睛"，使用"车在马前"的谋略则更好。

虽然"应形于无穷""兵无常势"，但简便廉验是中医的特色，有时候，我们却可以采用简单实用的"如法炮制"谋略来治病。

关于上面具体的谋略运用，我会另外一本书中详谈的，这里，仅仅根据方剂学课本中的一部分内容来谈谈处方用药的谋略。

第一节　阴阳用药的谋略

一、阴虚

滋阴的处方，更多时候要讲究阴阳结合、动静结合。

（1）左归丸，以熟地、山萸肉、枸杞子、鹿角胶、龟板胶来滋阴，用山药补气，用川牛膝为引导，再加用少量的菟丝子补阳，这就是阴阳结合法的具体应用。

（2）六味地黄丸，就是用熟地、山萸肉这两种静药来滋阴，用山药来补气以散所补之阴液，用茯苓、泽泻之动来防止熟地之腻对人体造成伤害，用丹皮来泻因阴虚带来之热。再如一贯煎，用生地、枸杞、沙参、麦冬、当归来滋阴，用川楝子来理气（当归也有一定的活血作用）。这些，都是动静结合法的具体运用。

打江山难，守江山更难。滋阴的同时还需固阴，以防止阴液的再次流失。比如大补阴煎，就用熟地、知母、龟板来补阴，用黄柏来坚阴。

二、补阳

柴能生火，要让火旺，就要加柴浇油。所以，补阳，就是在滋阴的基础上进行的，比如肾气丸，就是在六味地黄丸的基础上加了肉桂和附子。

阳虚是气虚加寒象，故而，中医上就有"阳衰严重者，必加人参"。也就是说在处方时，要给里面加上人参这一味药。

第二节　部位用药的谋略

对于病证的治疗，除了"提壶揭盖""釜底抽薪"等治法以外，我们的用药，一定要达部位。这里，我说几个方剂以"开脑洞"。

（1）大承气汤，治疗肠道积滞之方：大黄药材为根，能达人体下部，厚朴、枳壳、芒硝，质地沉重，能到达人体属阴部位。

（2）五味消毒饮，治疗皮肤疔疮的方子：处方中的金银花、野菊花、蒲公英、紫花地丁、紫背天葵全部为质地较轻的药物，能达人体属阳部位。

（3）荆防败毒散，是治疗因寒湿侵袭而使人致病的方子。由于寒湿均为阴邪，故而，方中（共11味药）就用了大量的属阴的根类药材，比如羌活、独活、柴胡、前胡、防风、桔梗、川芎、甘草，由于枳壳和茯苓的质地沉重也属阴，故而，这些就能到达属阴部位以逐邪；由于外邪必排，故而，方中用了一味荆芥，开通皮肤腠理以散邪。也正是由于外邪需排，故而，方中的根类药物中，羌活、柴胡、前胡、防风、桔梗、甘草等，质地较轻，有升浮之性，能使达到人体属阴部位的寒湿之邪向外逐散。

第三节　病性用药的谋略

一、寒

1. 表寒

表寒，是外来之邪导致的人体体表出现的寒证。这时的处方用药，虽然也遵循"寒者热之"的原则，不过，更多的是用热药排散。在排散的过程中，"将"只用"散"，"帅"是"开合有度"，要么中病即止，如《伤寒论》中麻黄汤的服用方法，要么是在处方中就加用收敛之药。

比如小青龙汤，以麻黄、桂枝、干姜、细辛发散止咳，恐其太过，再加五味子以收敛，一散一收，即可增强止咳平喘的功用，又可制约麻桂姜辛的发散。

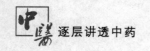

这种用法，看似简单，实则很难，因为度的把握很是关键：敛的太多，则闭门留寇，外邪排散受阻；敛的太少，则如监狱中放风时看管不严犯人的外逃一样，伤正气。

2. 内寒

用热性药在温里的同时，还需注意"气有温煦作用"这个情况，故而，对于内寒之证，我们在更多时候都加用适量的补气药来治疗，如理中丸，就是治疗脾胃虚寒的方子，其中干姜温热平病性，人参、白术补气，炙甘草调和诸药。再如吴茱萸汤，就是用吴茱萸和生姜来平病性，用人参和大枣来补气的。

温里祛寒的时候，还应想到寒会对人体造成的伤害。出现伤害表现的，一并祛除，没有出现伤害表现的，并不表示没有伤害，只不过是伤害较轻罢了，故而，不管有没有，在处方时也一定要想到。比如寒则血涩，受寒会导致血脉不通；寒则津凝，受寒会导致津液停滞等。

真武汤，用附子和生姜来平病性，以白术和茯苓来消除因寒导致的水湿之邪，用白芍养血的同时更利小便，给水湿之邪以出路。

当归四逆汤，是消除寒滞经脉的方子，其中以桂枝、细辛散寒而平病性；大枣补气，气充则血和津液活，这是因为气对血有推动作用，对津液有布散作用；白芍、当归养血活血，用以消除寒滞对血的影响；木通利尿，给因寒所致的湿邪以出路；炙甘草调和诸药。

阳和汤，可治疗一切阴疽、贴骨疽、流注、鹤膝风等属于阴寒之证，方中的肉桂和姜炭平病性；白芥子辛散以消除因寒导致的痰凝；麻黄中空发散，是人体属阳部位的引导药；熟地和鹿角胶补充正常津液变为痰湿后的不足；甘草调和诸药。

二、热

1. 表热

治疗表热时，一定要达部位。

桑菊饮，善于治疗风热侵袭人体。风热属阳邪，易侵袭人体属阳部位。方中的桑叶、菊花、杏仁、连翘、薄荷的药用部位均属阳，另三种桔梗、甘草和苇根的质地又较轻，能达人体属阳部位，且具有升浮之性，既能修复风热之邪对人造成的伤害，又能防止风热之邪的继续侵入。还有，全方剂量很轻，也属阳，可达人体属阳部位以祛邪。

2. 内热

内热，可以内清外散。

清营汤，这是《温病条辨》中的一个方子，主要用来治疗热入营血之证：体内有热，说明体内有"有余之气"存在，因为"气有余便是火"，火热同义，只不过是程度不同罢了；有余之气，要么使其归位，要么使其外散；方中的玄参、生地、麦冬滋阴养血，使气归位；金银花、连翘、竹叶清散，使有余之气外出；黄连内清热邪；丹参活血补血，促使体内有余之气运动，减少郁滞，全方共用，给邪以"出路"。

我们都知道的龙胆泻肝汤，是上清火热下利湿热的方子，其中的当归、白芍，补血以使部分"有余之气"归正，对于不能归正的，以柴胡从皮肤外散，以木通、车前子、泽泻从小便排散，以龙胆草、黄芩、栀子内清，全药共用，使热邪无处藏身。最后，以甘草调和诸药。

当归六黄汤，以当归、熟地、生地补虚滋阴，使气归位；以黄芩、黄连、黄柏在内清热，使热邪无处藏身；黄芪，补气固汗（其对津液有固摄作用），消除表象。

导赤散，以生地养血可使火热之证的"有余之气"归位，用竹叶从皮肤散热，用木通从小便泄热，甘草和缓其他药力，使之不能发挥过猛，以防伤正。

凉膈散，以大黄、芒硝从下泻热，以薄荷、连翘从皮肤散热，以栀子、黄芩在内清热，用炙甘草调和诸药。

热迫血行，因热导致的出血病证，我们在止血的同时更应泄热，比如十灰散，就是用大蓟、小蓟、荷叶、侧柏叶、茜草、棕榈皮来止血，用栀子和丹皮清热，用大黄来通肠泄热，用白茅根来利尿泄热。由于"血见黑即止"，故而，在应用的时候是把上面的十味药烧灰存性应用。

三、寒热夹杂

对于寒热夹杂病证的治疗，一是要考虑孰轻孰重的问题，二是要考虑病位的问题。

左金丸就是寒热同用的方剂，由黄连、吴茱萸组成，由于其是治疗热重于寒的方剂，故而，黄连的用量要大于吴茱萸的用量，方中的比例是6:1。当然，临床时应根据需要而做具体的调整用量比例。

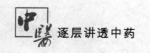

第四节　病态用药的谋略

一、虚

中医上的虚证，只有四种：气虚、血虚、阴虚、阳虚。关于阴阳之虚，在前面已经谈过了。

1. 气虚

补气药，补气的同时还需注意气对血和津液的影响。

比如四君子汤，用人参补气的同时，还用白术和茯苓来消除气虚津液布散失常而形成的痰湿；炙甘草调和诸药。

当气虚出现下陷情况时，处方用药还需加有升提之品，比如补中益气汤，以人参、黄芪补气，用陈皮、白术消除气虚导致的津液滞留；用当归补血，以使所补之气有所藏，升麻、柴胡升提，消除下陷之表象，炙甘草调和诸药。

2. 血虚

血虚，更多的是指该用血的地方用不上血，故而，在补血的时候，加用活血之品，则效果更好，这是因为活血药属动，能快速地让血运行以充不足之地。比如四物汤，就是用熟地、白芍、当归来补血，用川芎来活血（当归也有一定的活血作用）的。

由于气对血有很好的推动作用，故而，补血的同时加用补气的药物，则使血能更好地达到该到达的地方，比如当归补血汤，就是用5份的黄芪配伍1份的当归来补血的。

由于气有固摄作用，故而，对于因气虚所致的血精津耗散之证，在处方时还需补气以治本。比如治疗气虚自汗的牡蛎散，就是以黄芪补气治本，以麻黄根和煅牡蛎敛汗治标。

由于肾的功能是纳摄（《其实中医很简单》和《三个月学懂中医》中都有谈述），其中的摄也是固摄之意，故而，也可以加用补肾的药物以治本，如金锁固精丸，就是用沙苑蒺藜补肾固摄以治本，用芡实、莲须、龙骨、煅牡蛎收敛以治标。

当然，也可以补气、补肾之品同时应用以治本，比如桑螵蛸散，就是以人参补气、龟甲滋阴补肾来治本，以桑螵蛸、龙骨收敛以治标，用当归补血以藏气，用茯神、石菖蒲、远志安神以消除表象。再如真人养脏汤，以人参白术补气、肉桂补肾来治本，以白芍、当归来养血藏气，用煨肉蔻、诃子、罂粟壳收敛以治标，用木香调气止疼消除表象，炙甘草调和药性。还有固冲汤，用白术黄芪补气、山萸肉补肾以治本，用白芍养血以藏气，用煅龙骨、煅牡蛎、海螵蛸、五倍子收敛以治标，用茜草、棕榈炭止血以消除表象。

二、实

中医上的实证，有四种：气滞、血瘀、痰湿水饮、积滞。

关于实证的治疗，能"改邪归正"的就使其"改"，"改"不了的，则使其"出"。

1. 气滞

治疗气滞所致的病证，在处方时不但要有理气的药物，而且还要有消除气滞导致的病理产物的药物。比如越鞠丸，就用香附理气；用苍术祛湿，因为气滞之后，津液布散失常，可能会出现痰湿；川芎活血，因为气滞之后，推血无力，可能会出现血瘀；神曲消食，因为气滞之后，使得胃中的食物不下行，可能会出现积食；栀子清热，因为气滞就是气有余，有余之气便是火，故而，气滞可出现火热。

因实邪导致的气滞，处方时需标本同治，比如枳实薤白桂枝汤，就是用厚朴、薤白理气的同时，加用枳实、瓜蒌来涤痰导滞，用桂枝温通经脉更使气散。

"长江后浪推前浪，前浪被拍在沙滩上"。清气来，浊气走。气滞，是浊气的郁滞，故而，治疗气滞的时候，加用适量的补气药，则效果更好，比如四磨饮，就是用人参补气，沉香和乌药理气，用槟榔下气的。当然，对于因气虚所致的气滞（通常情况下，人体内各部位气的含量是相对固定的，清气不足，则浊气就增多，反之亦然），则更为适宜。

由于血为气之母，血能藏气，补血之后可以"纳"气，使气归位，故而，治疗气滞时，就可以加用适量的补血药。当然，不能归位的就排散。比如四逆散，方中就用白芍养血使部分气归位；不能归位的气就排散，故而，就用柴胡从体表外散，且柴胡性凉，可除"气有余便是火"的病性之热；用枳实沉降，从下外排，以甘草调和诸药。

再如逍遥散，以当归和白芍补血使气归正；不能归正的气，用柴胡外散；气对津液有布散作用，气滞之后，津液的布散可能会失常，这时的治疗，消气的同时，布散津液，故而，方中就用了白术和茯苓；甘草，调和诸药。

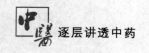

2. 血瘀

血得热则活，治疗血瘀之证，在用活血化瘀药的同时，可以加用适当且适量的温热之品，如桃核承气汤，就是用桃仁活血，用桂枝温热的，方中的大黄和芒硝导滞以给邪出路，炙甘草调和诸药。

气对血有推动作用，在治疗血瘀的时候，加用适量的补气药，则效果更好，比如补阳还五汤，就用黄芪补气，用赤芍、川芎、桃仁、地龙、红花、活血，用当归补血。

3. 痰湿水饮

气香走窜，善治阴邪，故而，祛湿时可以应用芳香类的药物来治疗。比如平胃散，就是用芳香的苍术、陈皮、厚朴来组方，用炒甘草一者燥湿，二者调和药性。

祛湿热者，要给病邪以出路。如茵陈蒿汤，就是用茵陈来清利湿热，栀子清热，大黄利湿。再如八正散，就是用栀子清热，用车前子、瞿麦、萹蓄、滑石、木通从小便利湿，用大黄通大便利湿，炙甘草调和诸药。

由于湿为脾虚津液停滞所致，故而，在治疗时，可以加用适量的健脾药，则效果更好，比如五苓散，就是用茯苓、白术健脾，用猪苓、泽泻从小便利湿，用桂枝"提壶揭盖"。

体内有湿邪，就说明正常津液减少（部分正常津液转化为湿邪了），而津液来源于血液，故而，祛湿的同时补血，可以标本同治，猪苓汤就是这样的：以猪苓、泽泻、滑石利湿，以茯苓健脾，用阿胶补血。当然，也有的方剂是血和津液同补的，比如独活寄生汤，就是用当归、白芍、地黄补充血和津液之不足；用独活、桑寄生、秦艽、杜仲、牛膝祛风湿补肝肾；用人参补气以行津液；茯苓健脾利湿；以细辛、肉桂温热之后，使气血更畅，津液更能得到布散；用川芎活血畅脉；用防风散浊；甘草调和。

气对津液有布散作用，当人体出现水湿之邪时，就说明可能有气虚的情况存在，故而，在治疗时可以适当地加用补气药物，如防己黄芪汤，就是以黄芪、白术补气，用防己利湿，用炒甘草调和的同时兼以燥湿的。当然，也可能有气滞的情况存在，如萆薢分清饮就是用乌药理气（乌药也能缩尿，消除表象），萆薢、石菖蒲祛湿，益智仁收敛以除表象的。

4. 积食

由于脾主运化，故而，治疗积食证时，加用健脾的药物，则效果更好，比如保和丸，就是用半夏、茯苓健脾；用山楂、神曲消食；用莱菔子导滞以给从胃中来的积食腾出地方；用陈皮横散，以助脾运；用连翘散气以"提壶揭盖"。

旧的不去，新的不来。肠道不通，可使积食滞留，故而，治疗积食时，加用一些通肠导滞的药物，则效果更好，比如枳术丸，就是用白术健脾，用枳实导致。还有枳实导滞丸，用大黄、枳实通利肠道；用神曲消食；用茯苓、白术、泽泻健脾运化；用黄连、黄芩清热燥湿以除因胃肠道之物滞留而形成的痰湿。

5. 虫积

由于"蛔得酸则静，得辛则伏，得苦则下"，故而，去除蛔虫时可以据此立方，如乌梅丸，就是用乌梅的酸、蜀椒细辛干姜之辛、黄连黄柏之苦来祛蛔的，又用人参当归补益气血，用桂枝、附子通脉温阳的。当然，可以"单刀赴会"，以玉片120~200克水煎服来治疗。

6. 肠滞

消除肠滞，必须给其以出路。如大黄牡丹皮汤，是治疗肠痈的方剂，其中以牡丹皮、冬瓜仁清热散结来除病邪，以桃仁破瘀逐邪（桃仁质地较重，能达人体属阴部位），大黄和芒硝荡邪以给其出路。

给邪出路的同时，还要想到给邪铺路，比如增液承气汤，就是这样的方子：方中玄参、生地和麦冬滋阴，给肠滞铺路，以"增水行舟"，然后再用大黄和芒硝荡滞，则邪更快得去。

三、虚实夹杂

急则治其标，缓则治其本。当患者标病和本病都不是很重的话，这时，需要我们标本同治。比如参苏饮，就是这种治法。

参苏饮，是由人参、苏叶、葛根、前胡、姜半夏、茯苓、陈皮、甘草、桔梗、枳壳和木香组成，以益气解表，理气化痰。方中人参、茯苓、甘草治本扶正，苏叶、葛根治标祛邪，前胡、半夏、桔梗消除咳嗽有痰的表象，陈皮、枳壳、木香以消除气滞胸闷的表象。

第五节　病性病态同治的谋略

来看中医的，更多的是病程很长、病情复杂之人，这时，如果诊断为虚实夹杂的，则可以虚实同治；如果诊断为寒热夹杂的，就可以寒热同调。当然。寒热虚实同有的，就需四者同治。

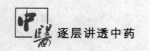

比如小柴胡汤，就是寒热同调、虚实同治的方子。由于治疗的是寒热往来，既有寒又有热，故而，就用柴胡和黄芩清热，用生姜驱寒；由于"邪之所凑其气必虚"，故而，加用人参和大枣以扶正，从而达到祛邪的目的；用炙甘草调和诸药；方中半夏降逆，可消除呕呃的表象。由于临床上更多的患者都是寒热错杂、虚实夹杂的，故而，就有很多人常用小柴胡汤加减来治疗更多的病。

临床常用的半夏泻心汤也是这样：以黄芩和黄连清热，以干姜祛寒，用人参和大枣补虚，用半夏除湿止呕消除表象，以炙甘草调和诸药。

可有时候，病性只有一种，但却没有合适的药，怎么办？看看大黄附子汤，就能知道了。

大黄附子汤，是《金匮要略》上的一个方子，来人是因寒所致的肠滞，此时，没有药性温热的药物，只有苦寒之大黄，于是，就在这里面加上了药性温热的附子和细辛来平病之性和大黄的寒凉之性。当然，附子质地沉重，能达人体属阴的部位；细辛，药材为根，也能到达人体下面，且气香走窜，味辛排散，故而，对于因寒导致的肠滞来说，很是对证。

如果过来一个病人，既有肠滞又有气虚且病性为寒，而你的手上也只有导滞的大黄，这时，就可以仿照温脾汤来处方，以大黄导滞，以附子、干姜平病性，以人参补气，以甘草调和药性。

第六节　用药勿忘护胃

在用药的时候，一定要想到对胃的保护，因为人体之中，胃是受承饮食物的器官，犹如汽车飞机的油箱一样，很重要。

我一般在用代赭石、磁石等质地沉重药物的时候，都加用一定量的神曲以护胃。

对于其他寒凉药物的应用，也要加用适当的护胃药物，如白虎汤：以大量的生石膏和知母来清热，但恐其伤胃，故而就加用了一些粳米（方中的炙甘草在调和诸药的同时也有一定的护胃作用）。竹叶石膏汤中也用了粳米来护胃。还有十枣汤，在用芫花、甘遂、大戟峻下的同时，以大枣护胃，最后还要以"糜粥自养"。

附录

麻 黄

麻黄，是我们很多人接触的第一味中药，也是我们把功效背的最熟的一味中药，可惜的是背下来后，还是不会用。后来翻了更多的书，虽然麻黄是发散风寒药中的第一味药，但是，没有见到单用麻黄治疗风寒感冒的，跟着好奇心走，这才慢慢地揭开了麻黄的面纱。

麻黄这一味药，最早记载在《神农本草经》上，谈到的治疗病证是"主中风、伤寒头痛，温疟。发表出汗，去邪热气，止咳逆上气，除寒热，破癥坚积聚"，自从汉代张仲景著的《伤寒论》中收载了麻黄汤一方之后，后世医家都认为麻黄是一味发汗解表、止咳平喘的要药。现在，我们就来详细地了解一下麻黄这味药。

一、麻黄的由来

麻黄，以前叫无叶草，相传，从前有一个卖药的老人，收了一个骄傲自满、言行狂妄的徒弟。师傅让徒弟另立门户时，提醒徒弟无叶草的根和茎用处不同，发汗用茎，止汗用根；一朝弄错，就会死人。徒弟不以为然，结果是没过几天，就用无叶草治死了病人。到官府里一经审问，他便把师傅供了出来。师傅便如实把情况说了一遍。县官明察病症与用药后发现，徒弟胡乱诊治。于是，县官判徒弟坐牢三年，师傅无罪释放。

徒弟出狱后，痛改前非，跟随师傅继续潜行医道。因无叶草给他惹过麻烦，他就把无叶草叫"麻烦草"。后又因无叶草的根是黄色的，故改名叫"麻黄"。

二、麻黄的味

麻黄的真实味道是苦涩的，并不是我们《中药学》教材上说的"辛，微苦"，那么这个"辛"味是怎么来的？

这是由于《黄帝内经》中谈到"辛散"，也就说辛味有发散作用，故而，

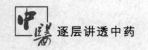

反推之后，后世的一些医家就把具有发散作用的药物之味当成"辛味"来看。由于麻黄具有发散作用，故而，更多人也就给麻黄"安"上了个"辛"味。

在前面的五味中我们已经谈过，本书中说的味是药物本身具有的真实之味。

五味入五脏，能补脏之血；血中藏气，气是五脏发挥功能的物质；故而补血之后，脏的功能就得以提高（这点，在前面已经谈了）。麻黄味涩，苦味为心所主，酸涩之味为肝所主，所以，麻黄可以提高心和肝的功能。

心主血脉，麻黄味苦补心，且药材味中空之品，取象之后麻黄有活血通脉之功，故而，《神农本草经》中就说麻黄可以"破癥坚积聚"，《日华子本草》中说麻黄"调血脉"，《本草纲目》中说麻黄治"产后血滞"等。

肝主疏泄，疏清泄浊，能把体内的浊气疏泄到体表需要外排的地方。麻黄味涩，故而就有补肝调气之功。《本草乘雅半偈》中谈到"麻黄纤细虚中，宛如毛孔，故可对待满实之毛孔"，麻黄质地较轻，且属中空之品，故而能把体内的浊气外排到皮下。这也就是张仲景谈到用到麻黄汤的时候，必须服食热粥的原因。就如一个含冤入狱的人越狱，逃到门口了，没有力量了，这时有人再帮一下，就能逃出去了，这个帮忙的人，就是"热粥"。这也就是《本草正义》中谈的"不知麻黄发汗，必热服温覆，乃始得汗，不加温覆，并不作汗，此则治验以来，凿凿可据者"。

在《本草新编》中，陈士铎谈到：麻黄散营中之邪也。见营中之邪，即用麻黄，又何误哉。唯其不能辨营中之邪，所以动手便错。而营中之邪，又易辨也。凡伤寒头疼除，而身热未退，即邪入营矣，便用麻黄，邪随解散，又宁有发汗亡阳之虑哉。

《卫生方》中谈得更是到位：今人例以麻黄为发散药，殊不知其力只能驱我之内阳，以劫外寒也。也就是说麻黄只能调动内在的气到达体表。

这里，我在《其实中医很简单》中谈到肝之气滞和肺之气滞的有关知识，这样，结合陈士铎所谈，我们就能更好的理解麻黄的这个提高肝功能、增强疏泄之功的问题：胸中、皮肤和肠道等"表"部的浊气不能外排而滞留的，为肺之气滞；体内之浊气不能有规律的到达胸中、皮肤和肠道等"表"部而出现郁结的，为肝之气滞。简单地说，位于体表部位的浊气不能外排就要责之于肺，因肺主排浊；体内之浊气不能到达体表部位而郁结的，就要责之于肝，因肝主疏泄。

又由于苦能燥湿，涩能收敛，故而，麻黄也有燥湿收敛之功。

水肿之症，就可以应用麻黄来治疗，这点，焦树德老先生编写的《用药心得十讲》中说得很明白：用麻黄治水肿，可能出现以下情况：水从汗解而消肿；小便增多而消肿；大便水泻而消肿；身有微汗出而小便明显增多而水肿消退。

麻黄燥湿，故有祛痰之效，这点，也已经现代药理实验证实。

由于麻黄质轻上浮，故而，善于治疗人体上部的疾病，对于咳喘之症，麻黄可以收敛之，故而，麻黄就有止咳平喘之功（这只是麻黄具有止咳平喘作用的机制之一）。

三、麻黄的药性

更多的书上，都说麻黄的药性是温，比如《本经》、《本草衍义》、《本草备要》、《医学入门》等，不过，在《本草新编》上却谈到麻黄的药性是寒的。

那么，麻黄的药性到底是温还是寒凉？

主温者，一是从麻黄的生长地来推理的，比如《冯氏锦囊秘录》中谈到"禀天地清阳刚烈之气，故味苦气温"，这也是《本草备要》中谈的"僧继洪曰：中牟产麻黄，地冬不积雪，性热，故过服泄真气"，《卫生方》中也谈到"麻黄生于中牟，有麻黄之地，冬雪不积，盖麻黄能泄外阳故也"；二是从麻黄的质地性质来推理的，比如《本草便读》中谈到的"麻黄其苗中空，味辛苦，气味俱薄，升也阳也"。

主寒者，比如陈士铎在《本草新编》中谈到：或问麻黄气温，而吾子曰气寒，缪仲醇又曰味大辛，气大热，何者为是乎？曰：麻黄气寒，而曰微温犹可，曰热则非也。盖麻黄轻扬发散，虽是阳药，其实气寒。若是大热，与桂枝之性相同，用桂枝散太阳寒邪，不必又用麻黄散太阳热邪矣。唯其与桂枝寒热之不同，虽同入太阳之中，而善散热邪，与桂枝善散寒邪迥别。故桂枝祛卫中之寒，而麻黄解营中之热。不可因桂枝之热，以散太阳之邪，而亦信麻黄为大热也。

或疑麻黄性温，而吾子辨是性寒，得毋与仲景公伤寒之书异乎？夫仲景夫子何曾言麻黄是温也。观其用麻黄汤，俱是治太阳邪气入营之病。邪在卫为寒邪，入营中为热，此仲景夫子训也，铎敢背乎。此所以深信麻黄是寒，而断非热也。

现在，我们来做一下推理分析，看看麻黄的药性到底是温还是寒凉：

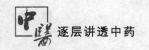

生长之地，不留积雪，是说麻黄的生长较耐严寒。我搜了一下资料：①麻黄的正常生长发育仍要求有较高的气温。且在年平均气温 6.0 ~ 7.0℃ 的温度气候区域内麻黄分布广、数量多，形成优势群丛；在年平均气温 4.3 ~ 6.0℃ 的区域内，麻黄生长发育正常，并随着年平均气温降低麻黄数量减少。至 -1.6 ~ 4.2℃ 的区域内鲜有麻黄分布。②麻黄分布在湿度低水分较少的地区。麻黄的地理分布，随着年降水量的增多而减少。如在降水量为 300 ~ 340mm 的区域内，湿润度在 0.38 以下，麻黄集中分布，是最适合的生长环境。而在降水量为 400 ~ 500mm、年湿润度为 0.6 ~ 0.8 的区域内，几乎没有麻黄分布。当地下水位上升，土壤含水量增大，草地植被形成低地草甸草原时，麻黄即完全消失。

由此可知，所谓的不留积雪，是相对于整个地域而言的，而不是说在 10 平方米大的地方，有麻黄处不留积雪，没有麻黄的杂草处却积雪很厚。还有，更多人谈到的，麻黄根药性为平，更与这点不符。所以，这个不能作为麻黄性温的依据。

麻黄的采割时间是秋季，秋季性凉，故而，麻黄的季节之性为凉；麻黄的味为苦涩，酸苦咸属阴，故而，麻黄的味道之性也是寒凉的。麻黄质地轻清，有宣散之功，这个，是阳的属性；还有，麻黄气微香，也为阳的属性（麻黄为六陈药之一，久置之后，气味就没有了，这也是后面谈到的新麻黄发汗作用强，陈麻黄发汗作用弱甚至不发汗的原因）。

现在，我们综合一下，虽然这个综合不是按照一定的比例来的，不过，大致也能知道：麻黄的药性是凉的。

看到这里，也许有人会说，既然麻黄的药性是凉寒的，可为什么还能治疗风寒感冒？

我们都知道，麻黄是治疗无汗的风寒感冒，为什么会出现无汗？这是因为热胀冷缩，受寒之后，皮肤腠理紧缩所致；腠理闭合之后，本应从皮肤外排的浊气不能外出，郁结在皮下，此时应用麻黄，把体内的浊气也排散到此，这样就会使皮下郁结的浊气更多；当郁结的浊气外排之力大于皮肤冷缩之力时，浊气外排；随着浊气的外排，汗液随之外出，如果再加上喝服热粥，则外出的汗液更多（当然，不能过度），这样，风寒感冒即愈。

风寒感冒，只要见汗，更多的都可以痊愈。比如生活当中，患有感冒之后，老百姓就是或用姜汤，或者什么都不用，只是喝热开水（当然，不能过热以免烫伤了嘴），然后捂上被子使人体出汗，一床被子不够盖两床。

四、采收季节对功效的影响

生活当中，季节对人体都会产生影响，比如我们都知道的"春乏秋困夏打盹"就是这样。同样道理，季节也会对药物产生影响，比如我们常说的"四气"，更多的就与季节有关系，比如李中梓就说"四时者，春温、夏热、秋凉、冬寒而已。故药性之温者，于时为春，所以生万物者也；药性之热者，于时为夏，所以长万物者也；药性之凉者，于时为秋，所以肃万物者也；药性之寒者，于时为冬，所以杀万物者也"，其后，缪仲醇对此作了进一步的阐发："凡言微寒者，禀春之气以生；言大热者，感长夏之气以生；言平者，感秋之气以生，平即凉也；言大寒者，感冬之气以生。此物之气，得乎天者也。"认为药物的四气禀受于天，是由四时季节气候的差异而引起的。

关于药性，上面我们已经谈过了，这里，只谈作用，也就是说根据采收的时间可以判断出能入哪一脏。

麻黄，秋季采收，由于秋季是肺所主的季节，故而，麻黄能入肺。

我们知道肺是排浊的，麻黄质地较轻；由于质地重属阴，质地轻属阳，故而，麻黄能达人体属阳部位；达于上排浊时，可治疗咳喘（这是麻黄能治疗咳喘的机制之二）、好唾、脸上黑斑等病症。这里我用的是"症"而不是"证"，原因是麻黄能消除这些表象。

当人体胸中浊气郁结过多的时候，一过性的从口外排浊气，这时就出现了咳喘的症状，麻黄排浊，浊气畅排，咳喘自消。这点，《本草正义》说得明白："麻黄轻清上浮，专疏肺郁，宣泄气机，是为治外感第一要药，虽曰解表，实为开肺，虽曰散寒，实为泄邪。"

人体之中，只有气具有自主运动性，其余所有的物质都是随着气的运动而运行的，当人体出现"好唾"之症时，则说明口中的浊气郁结过多（这里的口中，指的是口这个部位的机体组织），麻黄排浊之后，浊气畅排，好唾之症也就自然消失了。在《名医别录》中就谈到麻黄"止好唾"。

以前上初中、高中时，学校很穷，厕所是"公共"的，几堵墙围起来，地上挖个长坑，一半在墙内，一半在墙外。更多时候能见到地上吐的不成样子，有的时候打扫不及时，不能正常上厕所，于是有人就更乱拉，所以，我们那里也就流行了歇后语：打着灯笼上厕所——找死（我们那里把"屎"的读做"si"），厕所里打架——不怕死（也是取"屎"si 的读音）。这里的"好吐"就是一种病态。现在，有时候去公共厕所，还是能见到一些人上个厕

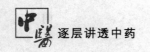

所，就要吐十几甚至二三十口，这些，都可以用麻黄来治疗。最简单的，就是给口里嚼上一点，一克两克的，一天一两次。

人的一生，就是机体新陈代谢的一生。纳新排旧。脸上的黑斑，就是机体通过皮肤排浊不畅的表现。麻黄质轻，能入肺排浊，故而就有很好的消除脸上黑斑的作用。这点，《别录》中也谈到麻黄能"消赤黑斑毒"。可以内服，也可以外用，外用时以适量的麻黄煎水来洗就成，简单的办法就是用毛巾蘸着麻黄的水煎液，热敷在黑斑的局部。这里，热敷的目的是根据"热胀"的原理，打开皮肤腠理，再借助麻黄的排浊之力，就能使局部的"浊毒"更好的外出。

人体中的"窍"，很多都有排浊作用，比如上面的口鼻，下面的二阴等，连眼睛也有"出气"的作用，曾经看到一个电视节目，就是用眼睛来吹气球。由于麻黄能入肺而助肺排浊，故而，麻黄就有"通窍"作用，这点，《日华子本草》中就提的很明确，说麻黄有"通九窍"的作用。

五、临床应用

临床上，掌握每一种的药物应用，都应从其阴阳属性、气（就是我们常说的四气，前面谈到的五气）、味来入手。

麻黄质地较轻，由于质地轻属阳，故而，麻黄能到达人体属阳的部位，比如人体的上部、体表等。除非是根据前人经验"麻黄得熟地则通络而不发表，熟地得麻黄则补血而不滋腻"的配伍用药之后而改变麻黄的所到部位。

麻黄秋季采收能入肺排浊。

麻黄为凉寒之性，根据"热者寒之"的治疗原则，麻黄可以治疗热性病证。这也就是我们很少见到单用麻黄治疗外感风寒的原因。对于麻黄应用于外感风寒的机制，前面已经谈过了。

麻黄为苦涩之味，可以补心、肝，这是由于苦味为心所主，涩味为肝所主的缘故。

综合之后，麻黄可以治疗人体上部和体表的有热的肺的排浊不力、心的血脉病变、肝的疏泄功能下降等病证。比如《科学的民间药草》中谈到的治"治气喘，干草热，百日咳，气管支炎等"。这里的"干草热"，有的说是花粉症，有的说是过敏性鼻炎，总之，是一种过敏疾病。过敏，简单地说就是机体受到外界的物质刺激之后机体做出的排异反应。肺的作用就是排浊，麻黄能入肺排浊，过敏之后应用麻黄，增强了肺的向外排浊，这样，人体因排浊而产生的"异常"就会消失。比如一个人能扛 100 斤重的物体，当其扛上 150 斤重的东西之后，脸色发红、腿打颤，这时，有人帮一把之后（当然，帮的力量较大），再看这个人，脸红腿颤抖的情况也就缓解消失了。同样道理，麻黄助肺排浊之后，机体因过敏而出现了异常也就会减缓消失。这点，《滇南本草》中也说了，比如里面谈到的麻黄治"鼻窍闭塞不通、香臭不闻"等。

肺主皮毛，麻黄在助肺排浊的同时还能活血通脉，故而，《药性论》中就说麻黄可以治疗"皮肉不仁"。

现在，我们都知道，皮肤有呼吸作用，而我们的古人早就知道这点，说是皮肤腠理的开合很关键。麻黄：能提高肝的疏泄功能，把体内的浊气运往皮下；能补心通血脉，可以把血中的浊气也运往皮下；能入肺排浊，把皮下的浊气排出体外，故而，麻黄可以清理人体内的浊气。这点，和《名医别录》中的"通腠理，解肌；泄邪恶气"刚好吻合。

由于麻黄活血通脉的同时能增强肝功能而调气，气顺之后，津液的布散也就正常，故而，对于血脉不通、津液滞留的病变，麻黄也可以治疗，比如《现代实用中药》中就说麻黄"对关节疼痛有效"。当然，这里在应用麻黄的时候，最好再配伍一下熟地这味药（麻黄配熟地不发汗）。前人好的经验一定要借鉴。

临床上，麻黄能治疗水肿和通窍：比如治疗黄肿、脉沉、小便不利：就可以用麻黄四两，加水五升煮，去沫，再加甘草二两，煮成三升。每服一升。盖厚被让出汗。不汗，须再次服药。注意避风寒。此方名"甘草麻黄汤"；比如《滇南本草》中谈的治伤风后，寒邪敛注于肺经，鼻塞不通，不闻香臭，鼻流浊涕，或成脑漏：麻黄（五钱乳浸晒干），陈皮（三钱），桔梗（二钱），栀子（二钱炒），川芎（二钱）黑豆（三钱去壳炒），共为细末，每服一钱，竹叶汤下。

六、用药注意

（1）《神农百草经百种录》中说：麻黄，轻扬上达，无气无味，乃气味之最清者，故能透出皮肤毛孔之外，又能深入积痰凝血之中。凡药力所不到之处，此能无微不至，较之气雄力浓者，其力更大。

（2）《本草便读》中谈到：麻黄其苗中空，味辛苦，气味俱薄，升也阳也，专入肺家卫分，疏散风寒，达表由汗而出，麻黄本肺家卫分药，仲景治

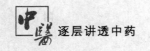

寒伤营用麻黄汤者，以内有桂枝领之入营也，宣肺发表，麻黄之能足以尽之，故一切咳嗽宿哮等疾，凡属肺中有风寒痰饮者，皆可用之，不必拘乎麻黄之但能出汗也。足太阳主一身之表，故入之，大抵寒邪轻而从口鼻入者，则伤肺，寒邪重而从表入者，则伤经，故虽所伤不同，而其治则一也，麻黄之功，首先入肺，若肺中有寒痰宿饮之疾，麻黄到肺，只能搜剔肺中痰饮，不能再发汗出表，犹用兵者，有一战之功，无再战之力也。

（3）用于煎汤内服时，用量一般为 3～10 克；用于水肿时用量较大，可用到 15～25 克。根据焦树德老先生经验，治疗水肿时要配用生石膏 25～45 克左右（生石膏和麻黄的比例约为 3:1），以减少麻黄的发汗作用而达到宣肺利尿作用。因麻黄气微香，煎煮之后，有效成分易于挥发，故而，煎煮时应后下。

（4）水煎麻黄可以不用去沫。古方中用麻黄，皆先将麻黄煮沸吹去浮沫，然后纳他药，而近代研究，麻黄的医疗效用部分尚在沫里，所以，只要是对证用麻黄，就不必去沫。

（5）南北用量有异。摘录张锡纯在《医学衷中参西录》的一段话就可以说明问题：陆九芝谓：麻黄用数分，即可发汗。此以治南方之人则可，非所论以北方也。盖南方气暖，其人肌肤薄弱，汗最易出，故南方有麻黄不过钱之语。北方若至塞外，气候寒冷，其人肌肤强厚，若更为外出劳碌，不避风霜之人，又当严寒之候，恒用至七八钱始得汗者。夫用药之道，贵因时、因地、因人、活泼斟酌，以胜病为主，不可拘于成见也。

（6）夏季可以用麻黄。有人谓之麻黄发散之力强大，夏月不能用麻黄，这里，我支持《本草正义》中的一段话：又有谓夏月不宜用麻黄者，皆不达。虽在李氏有云，若过发汗则多亡阳，若自汗表虚之人，用之则脱人元气，是皆过用而误用而然，若阴邪深入，则无论冬夏，皆所最宜，又何过之有。

（7）因麻黄散气之力强大，故而，凡素体虚弱而自汗、盗汗、由肾不纳气导致的虚喘者，均应忌用。如 1987 年《山东中医杂志》上朱鸿铭介绍：麻黄发汗力较强，风热表证、表虚自汗、阴虚盗汗、喘咳由于肾不纳气者均应禁用。1985 年 12 月，曾接诊一老年女患者，咳喘 10 余年之久，每年冬季感冒加重，查有老年慢性支气管炎、肺气肿、肺心病，服药方中有生麻黄 9g，服下第一煎，即喘憋倚息，不能平卧，心率 146 次/分。予思前方不效之故，乃是前医忽略了"心性喘息，麻黄宣散耗气，不可妄投"所致。

（8）对于体虚之人患有外感实证，可以借用《医学入门》中谈到的经验：丹溪尝以人参佐用，表实无汗者一服即效。注意，感冒初期忌用黄芪，虽然黄芪也有补气作用，但黄芪还有"实表"作用。

（9）麻黄和麻黄根的功效截然不同，这点，一定要注意，最显著的区别就是麻黄发汗，麻黄根敛汗。所以，需要发汗的时候，用麻黄，需要敛汗的时候，用麻黄根。

（10）现代药理证实，麻黄有升高血压的作用，故而，对于高血压的病人要慎用麻黄。

七、单验方

（一）《本草纲目》中麻黄验方

1. 流行热病（初起阶段）

用麻黄一两，水煎至半干，去渣留汁，加米及豉，煮成粥。先以热水洗澡，然后食粥，汗出即愈。

2. 伤寒黄疸

用麻黄一把，去节，棉裹，加酒五升，煮至半升，一次服完，微汗见效。此方名"麻黄醇酒汤"。

3. 风痹冷痛

用麻黄（去根）五两、桂心二两，共研为末，加酒二升，以慢火熬成糖稀。每服一匙，热酒调下，汗出见效。注意避风。

4. 产后腹痛，血下不止

用麻黄去节，研成末。每服一匙，一日二、三服，血下尽即止。

5. 心下悸病（按：即心胆怯惧，胸部不快）

用半夏、麻黄，等伤为末，加炼蜜和丸，如小豆大。每服三丸，水送下。一日服三次。此方名"半夏麻黄丸"。

6. 中风

用麻黄（去根）在慢火上煎熬，逐步加水，最后熬成膏，收存备用。每服一、二匙，热汤送下。

7. 盗汗、阴汗

用麻黄根、牡蛎粉，共研为末，扑身上。又方：麻黄根、椒目，等份为末。每服一钱，酒送下。外用麻黄根、旧蒲扇，共研为末，扑身上。

8. 诸虚自汗（夜卧更甚，久则枯瘦）

用黄芪、麻黄根各一两，加牡蛎（淘米水浸洗后煅过）一起制成散剂。

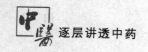

每服五钱，以水二碗，小麦百粒煎服。

9. 阴囊湿疮

用麻黄根、石硫黄各一两，米粉一合，共研为末，涂敷患处。

（二）《中国中医药报》上的麻黄验方

1. 慢性腹泻

麻黄与前胡合用可治慢性腹泻。肺与大肠相表里，麻黄宣通肺气，调整大肠气机，分利肠中水湿；前胡宣肺降气，肺气得宣则肠中之气顺，里急得缓。二药相互为用，腹泻自止。一般麻黄与前胡用量之比为1:2或1:3。

2. 脑梗死后遗症

脑梗死后肢体瘫痪病人，在使用活血化瘀药物的同时，加入适量麻黄，可增强疗效，促进病人的肢体恢复活动功能。

3. 疲劳综合征

麻黄对疲劳综合征有良好的疗效。单用10～15克煎服即可。如与人参、制附片、细辛等配伍使用则效果更佳。

4. 小儿遗尿

小儿遗尿是儿科常见病，多为肾气不足，膀胱虚寒所致。常用方如缩泉丸、桑螵蛸散，有一定的效果，但很难速效。如加入麻黄，收效即快。

5. 雷诺综合征

雷诺病是血管神经功能紊乱所引起的肢端小动脉痉挛性疾病。以麻黄6～10克，当归尾10克，水煎服，对雷诺综合征有良好的疗效。但有高血压者慎用。

6. 腹痛

麻黄具有缓解胃肠道平滑肌痉挛的作用，因此有较好的治疗腹痛作用。如配合芍药甘草汤则效果更好。

7. 白带过多

妇女因寒邪凝聚，阳气被抑，致水湿不能运化、白带过多者，用麻黄效果甚佳。可用麻黄10克水煎服，日1次，连用7天。

8. 多发性神经根炎后遗症

将麻黄加入补阳还五汤中，经多例的临床观察，均获较好的疗效。

9. 消化不良

对于湿阻中焦困脾而引起的食欲不振消化不良者，在使用行气化湿、健脾开胃的药物时，加入麻黄6～10克，可明显使病人食欲好转，改善消化功能。

10. 子宫脱垂

老年妇女多年不愈的子宫脱垂（三度下垂），用黄芪 24 克，麻黄 24 克，二乌各 15 克，川芎 12 克，白芍 12 克，黄芩 12 克，生地 15 克，甘草 6 克，蜂蜜 60 克，水煎服。疗效肯定。

11. 低血压病

麻黄具有加强心脏收缩力及升高血压的作用，且能使血压上升较持久，可用麻黄 10～15 克煎服，常能取得明显的效果。

12. 功能性不射精

正常性交而不能射精者，谓之功能性不射精。麻黄可通九窍，调血脉，以麻黄 10 克，水煎 5～10 分钟，每晚睡前服下；同时以麻黄研末，敷于神阙穴，连续 7～10 天。

（三）其他

《世医得效方》中记载有麻黄散（麻黄、羌活、细辛、黄芪），治历节疼痛效果好。

《蒲辅周医疗经验》中如圣散：一般感冒初期，可以麻黄绒配伍甘草（2:1），共为散剂，每服 6g，十分有效。

民间用麻黄 5g、豆腐 60g、冰糖 15g，加水煎煮，食豆腐并喝汤，对咳而兼喘者，甚为有效。

八、名家经验

（1）1995 年《上海中医药杂志》上雷仕卓介绍麻黄大剂量治愈风寒湿痹的经验：

曾亲见一处方，方中麻黄生用量达 50g，询其曰该方为祖上所传，专治风寒湿痹，麻黄一药用量曾达 100g 之多，闻者咋舌，然其方确乎神效。

患者，魏某，男，52 岁。主诉下肢痿软，无力行走，多挂杖勉而行之，时感疼痛，尤以阴雨天为甚，病程缠绵达 2 年之久。该医者遂拟一方：麻黄 50g，桂枝 50g，血竭 5g，白芷 10g，制二乌各 10g，川牛膝 10g，熟地黄 10g，制乳没各 10g，黄芩 10g，当归 10g，威灵仙 10g。每日 1 剂，早、晚各 1 次，服药 10 余剂后，患者即愈，现随访近 1 年，行走如常，疼痛全无，且工作多月。

麻黄生用发汗力强，医家一向慎之，然本方中麻黄不具发表的作用。《外科证治全生集》有"麻黄得熟地则通络而无发表之功"之论，《金匮要略》中也载"风湿相搏，一身尽痛"，其诸多方中也常入麻黄，对于风寒湿痹所致

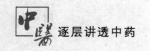

疼痛，可明显提高止痛作用。

总之，方中不拘古法，大胆新奇，用麻黄50克，合用熟地黄10克，使麻黄失去发表之功，独奏活血通络、祛风除湿之效。诸药合用，直达病所，共建奇效。

（2）《长江医话》中谈到郑惠伯经验：

麻黄的三大功用为发汗、平喘、利水，在临床上疗效是可靠的。据笔者的临床经验，麻黄的功用远远不止上述三种，其用途甚广。麻黄除用于治风寒表证、外感喘咳、风水浮肿等证之外，对重症肌无力、颜面神经麻痹、多发性神经根炎后遗症、遗尿及子宫脱垂等病，也都有很好的疗效。笔者并非单用麻黄治之，而是在辨证立法的基础上，于方中加入麻黄，即见奇效。

重症肌无力属于中医痿证范围。1959年曾治1例。患者系女教师，30余岁。其咀嚼肌、吞咽肌、眼肌都麻痹，每日饭前必须注射新斯的明，才能咀嚼吞咽。中药曾用温补脾肾之类，如黄芪、附片、党参、白术、仙茅、淫羊藿、当归、川芎及人参再造丸，疗效不明显。后于方中加入麻黄，剂量由6克增至15克，患者病情大有好转，最后不用新斯的明，亦能自己进食。

颜面神经麻痹，中医谓风中经络，多以牵正散为主，辅以针灸治疗，有一定疗效，但收效缓慢。曾治何某，已用牵正散加味及针灸治疗1周无效。便在原方（白附子、全蝎、僵蚕、蝉蜕、防风、荆芥、当归、川芎、桂枝、白芍、白芷）中加入麻黄、葛根，服3剂患者颜面即牵正。此后，凡遇此病，开始就加入麻黄，疗效明显提高。

治疗多发性神经根炎后遗症，将麻黄加入补阳还五汤中，经对多例的临床观察，均获较好的疗效。

遗尿是小儿常见病，多为肾气不足，膀胱虚寒。常用方如缩泉丸、桑螵蛸散，有一定的效果，但很难速效。如加入麻黄，收效即快。

用麻黄治子宫脱垂的来历，乃四川忠县黄天星医师用加味乌头汤治风湿痹，于无意中治愈老年妇女多年不愈的子宫脱垂（三度下垂），后在我区推广，曾治愈近百例二至三度子宫下垂。其方中有麻黄24克。笔者曾将麻黄减量，则效果较慢；若去麻黄，则基本无效。其方如下：黄芪24克，麻黄24克，二乌共15克，川芎12克，白芍12克，黄芩12克，生地黄15克，甘草6克，蜂蜜60克。

（3）在1986年《上海中医药杂志》上沈万生介绍范中明用麻黄临床治痹证的经验：

一般分风寒湿痹和热痹两大类。然部分痹痛患者，或因体质偏胜，或因感邪先后，表现为寒热杂陈者亦复不少。观其外症，局部不甚红肿，亦喜温熨，痛势甚剧，似属风寒湿痹，但又兼见口苦舌燥，溲黄便干，脉象有力等内热蕴伏之象。揣其机制，当是外寒里热，搏结气血使然，故很难以上述两纲统治之。范老对此类病人常采用寒温并用之麻黄、苍术、生石膏，屡收卓效。

考麻黄一药，自古即为治痹要药。防风汤、乌头汤、薏苡仁汤三方均伍麻黄。临证体验：发表宜小量，恐过汗伤正；治痹则非大剂无以为功。常用量为20～30g，而断无汗出如水流漓之弊。其功类乌附，又无燥烈之偏性。配伍等量之苍术、生石膏，一则祛湿散风润燥，一则清宣里热，兼以监制麻黄过于发散走表。三药合用，以寒温并用之法，除寒热互结之机，合具散寒祛风、除湿清热之功。师法越婢方意，别开治痹门径。

如治余某，女，63岁，农民。患关节炎十数载，辗转求治于中西医，皆初服药有效，继服则罔效，甚以为苦。刻诊全身关节肿痛麻木，尤以两膝为甚，喜取暖物温熨。伴形寒微热，口苦心烦，大便不畅，舌暗红，脉弦涩。通观此证，患病经年，寒热互结，气血痹阻，交结难解。疏方于下：麻黄20克，苍术20克，生石膏20克，白芥子10克，当归12克，鸡血藤30克，鹿衔草30克，木瓜12克，蜂房12克，生地黄30克。另以全蝎、蜈蚣各3克，研吞，出入30余剂告愈。

（4）《百家名医临证经验》中谈到姜春华经验：

哮喘汗出不忌麻黄江南过去某些医生倡言"南方不比北方，夏月不可用麻黄"，于是夏天哮喘发作当用麻黄而不用。又有些人说"仲景明训"，"有汗用桂枝，无汗用麻黄"，认为凡汗出者均忌用麻黄，于是哮喘发作时汗出者又不用麻黄。临床上很多患者在哮喘大发时常大汗出，如果喘平下来则汗亦少出。当以平喘为主，不平喘则汗不得止，为了有汗避开麻黄，则喘不得止，汗亦不得止。前人有鉴及此者，如王旭高麻杏石甘汤注："喘病肺气内闭者，往往反自汗出"，"用麻黄是开达肺气，不是发汗之谓。""且病喘者虽服麻黄而不作汗。麻黄乃治喘之要药，寒则佐桂枝以温之，热则加石膏以清之，正不必执有汗无汗也。"诚有识之见。可以推论，凡对某病证，有良好作用的药物，不必因有某种不良反应而避开不用，也不必受非主要症状的牵制而不敢用。当然用量应斟酌，中病即止。

（5）在《黄河医话》中谈到朱进忠经验：

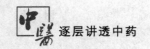

麻黄发汗新陈不同：诸家都云麻黄辛苦而温，宣肺气、开腠理、透毛窍、散风寒，具有发汗解表之功，是发汗作用最强的一个药物。若与桂枝配伍则发汗的作用更强，虚人用之不慎，可使汗漏不止。然新陈不同。曾记得在北洋军阀混战初期，当时遇伤寒病，开麻黄汤后没有一例发汗者，初开麻黄6克，后开9克，最后开至18克，服法遵仲景法，一例也未发汗。反复诊视均为"太阳病，头痛发热，身疼腰痛，骨节疼痛，恶风无汗而喘者"或"太阳病，或已发热，或未发热，必恶寒，体痛呕逆，脉阴阳俱紧者"的典型证候，久久不得其解。乃至到数个药铺一看，才稍有所悟。因地处雁北，麻黄满山遍野皆是，患者用药均用自采者，药铺所存者均为数年至十几年的陈货，陈久者辛温发散之功已减，甚至已消失殆尽，所以前开之麻黄汤均无发汗之功。乃嘱患者一律改为新鲜麻黄9克（干品），果然服后效如桴鼓，汗后病愈。自此以后，凡用麻黄汤、大青龙汤发汗解表者，一律应用麻黄采后1年之内者。

（6）《中医药学刊》2003年10月第21卷第10期上谈到张喜奎教授妙用麻黄临证经验浅识：

①汗出不避麻黄。麻黄素以辛散开泄，发汗峻药著称，主治伤寒表实，临证以无汗为旨要，自《伤寒论》88条"汗家重发汗，必恍惚心乱，小便已阴疼"之训后，李东垣更进一步指出，"饮食劳倦，及杂病自汗，表虚之证用之，则脱人元气，不可不禁"。又经后世医家的渲染，举凡外感，内伤，一遇汗证，俱畏麻黄如虎，汗证忌麻，似成定律，既使今日之教材，亦多崇此说。遂有"有汗不得用麻黄"之误。对此，张师认为，应全面分析，汗出仅为一外候，当结合全部信息辨之，如确系卫虚阴伤等者，自当慎用，若证非属虚，汗证不避，斯时可借麻黄辛散发越之性，透邪外出，给邪以出路，据证灵活配伍，可达邪去正安，表畅汗止之效。

如曾治黄某，女，38岁。2001年6月10日初诊。长期活动后汗出淋漓，色黄染衣，痛苦不堪，诊见内衣双腋下黄染明显，口干喜饮，饮食二便如常，舌红苔腻，脉弦紧。前医投与黄芪芍药桂枝苦酒汤加减之效。张师药用：麻黄12克，杏仁12克，茵陈15克，胆草9克，炒苡仁20克，连翘12克，滑石20克，佩兰9克，日1剂，水煎服。当时学生不解，问张师，《金匮要略》中，水气病脉证设有黄芪芍药桂枝苦酒汤专治黄汗病，服之为何无效，张师答：芪芍桂酒一方，以黄芪益气利水，桂芍调和营卫，苦酒泄热，而此证属湿阻营卫，郁热发黄汗，非虚证，黄芪用之不当，此其一；其二，本证营卫郁滞较甚，而桂芍力薄，不足以发汗透热，故以麻黄辛散启闭，开通腠理；

合连翘、杏仁，宣畅肺气，使湿以外排；茵陈、胆草等清热利湿、合佩兰芳香化浊，启动中焦，使湿邪从内解；滑石、苡仁、清利湿热，下通膀胱，使湿热从下排，给邪出路，畅达三焦。服上方5剂，汗出减少，衣色黄较浅，又连服数剂告愈。

又治郑某，男，52岁。初诊：手足心汗出连绵不断十余年。曾多方治疗乏效，有饮酒习惯，伴口苦、口臭、大便干、舌红、苔黄、脉弦。观其体质健硕，按其腹濡软。张师认为，此证属阳明郁热，《伤寒论》中指出，"手足濈然汗出者，此大便已硬也，大承汤主之。"手足濈然汗出为热结阳明之标志，况余征皆符合。观本证，大便虽干，但按之腹濡，无明显潮热、腹胀等，故非燥屎积滞肠胃，属无形邪热郁于阳明无疑，故承气汤攻下不宜，白虎汤可清热，但欠发散力，《内经》曰："火郁发之。"故投以麻杏石膏汤加味。药用麻黄20克，石膏30克，杏仁12克，甘草5克，龙骨、牡蛎各20克，黄连6克。药进3剂，自觉全身微汗出，手足心汗出减，余证渐轻，又连服5剂，10余年顽症告愈。上述两案，都伴有不同程度的汗出，在服药期间亦未见有大汗不止，亡阳伤阴等证，且疗效满意，足可见麻黄一药，发散功效非凡，临证切不可拘泥于"汗出禁麻"。

②实热证不忌麻黄。麻黄素以辛温著称，温以助热生火，故凡属实热之疾，俱当避之，已是诸家所共识，数千年来，列为忌品。张师认为，凡药物之遣，或扬其性，或彰其用，妙在配伍。麻黄味辛性散，颇具透性，最善透邪外出，随汗而散，《内经》早有明言："体若燔炭，汗出而散。"是故，热邪壅盛之证，病在阳，常以麻黄宣达，取效迅捷。对此，张山雷曰："麻黄质轻而空疏，气味俱薄，虽曰性温，然淡泊殊甚，故轻清上升，专走气分。凡风寒、温热之邪，自外而来，初在气分者，无不治之。"《伤寒论》之麻杏石甘汤主治邪热壅肺，又是明证。吾师于临证之际，常宗仲师之法选配石膏、知母以制其温，扬其散，妙解"火郁发之"之意。

九、麻黄的配伍

麻黄和桂枝：麻黄解表，桂枝解肌，合用之后，发散风寒的作用更强。

麻黄和杏仁：平喘止咳之力更甚，故前人素有"麻黄以杏仁为臂助"的说法。

麻黄和生石膏：根据焦树德老先生经验，治疗水肿时要配用生石膏25～45克左右（生石膏和麻黄的比例约为3:1），以减少麻黄的发汗作用而达到宣

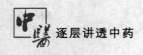

肺利尿作用。

麻黄和熟地：我们的先辈、前辈通过临床实践，得到一个经验：麻黄得熟地则通络而不发表，熟地得麻黄则补血而不滋腻。所以，我们在应用麻黄消散阴疽、癥瘕时，常配伍熟地。

关于麻黄的方剂，以后有专门的书来谈述，这里就不多说了。